100세 시대
기적의 식품
목초액

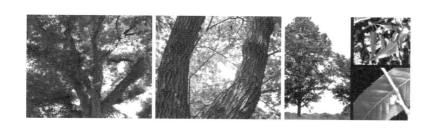

100세 시대
기적의 식품
목초액

최영인 지음

하늘구름

木醋液

×

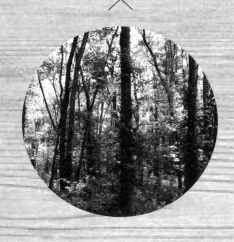

　　현대를 사는 문명인들은 스스로 만들어낸 폐기물과 쓰레기로 나라와 도시를 오염시키고 환경과 인명에 피해를 입힘으로써 인류의 생존을 위협하고 있다.

　　이처럼 환경 오염의 문제와 복합성은 질병 발생의 중대한 요인이 되고 있고 또한 스트레스와 긴장된 생활이 사람들의 건강에 큰 영향을 미치고 있다.

　　생활에 있어서 스트레스는 영양 불량, 세균 감염, 물리화학적 독극물과 마찬가지로 질병 발병의 주요 원인이 되고 있다. 스트레스는 누선의 활동, 발한 작용, 얼굴색과 흥분과 벅찬 감동에 의한 심장의 고통과 심지어는 심장 발작의 위협적인 사태까지 발생케 한다. 스트레스에 대한 반응은 신체적인 것과 심리적인 것 두 가지를 가지고 있다. 교통지옥의 극소한 예나, 바야흐로 이와 같은 스트레스의 심적 축적과 긴장감의 정신적 억압은 신체의 기능 장애와 정신병까지도 불러일으키는 것을 흔히 볼 수 있다.

　　신경과 신체의 활성물질의 전달 반응은 육체가 활발하고도 적절한 행동을 위한 준비를 갖추기 위하여 필요한 것이다. 오늘의 산업사회는 인간이 육체를 심하게 움직이지 않고도 생활할 수 있게 함으로써 생물학적 보조 수단의 기능이 무용지물이 되어 버렸다. 그것은 마치 자동차가 브레이크를 걸어 놓은 채 모터를 전속으로 틀어 놓은 상태처럼 생리 활동을 하게 되어 있다. 이처럼 환경의 스트레스는 질병과 연관이 많이 있다.

이번 "100세 시대 기적의 식품, 목초액"이라는 책을 출판함에 앞서 추천서를 쓰게 된 것을 본인은 매우 반갑게 생각한다. 왜냐하면 본인이 원자력병원에서 '참나무 목초액을 이용한 임상적 활용'에 관심을 갖고 연구하는 중에 인체의 건강 예방 및 만성질환의 치료에 크게 활용될 수 있다는 가능성을 예측하여 실험을 시행하여 다양한 임상적 효과가 있음을 학회에 발표한 인연으로 추천서를 의뢰받았다고 생각된다.

그동안 목초액이 작물 생장 촉진제, 토양 개량제, 해충 기피제, 사료 첨가제 등 다방면으로 용도가 확대되어 가고 있다. 또한 효능 면에서도 많은 효과가 있음이 연구, 발표되어 있어 목초액에 대한 관심이 국내외 전문가들에 의해 고조되고 있다. 그럼에도 불구하고 건강과 의학 부분에서의 전문서적은 전무한 형편이다. 이때 전문의사가 앞장서서 목초액의 생체에 대한 효과면에서 자료를 수집하여 세심하게 검토한 후 목초액 건강법을 소개하였으니 그의 수고에 격려의 박수를 보낸다.

우리나라의 산림은 전 국토의 65%에 달한다. 목질탄화물의 성분 이용에 관한 연구는 목재 이용의 측면뿐만 아니라 목초액의 이용 측면에서도 경제적인 고부가가치가 있다고 생각한다. 더욱이 의학적 이용 측면에서 접근하다 보면 기존의 현대의학이 소홀히 여기던 부분에서 새로운 돌파구를 찾아 희망의 길을 보여줄 수 있을 것이다.

인간이 고정관념을 바꾸는 일은 그리 쉬운 것도, 어려운 것도 아니다. 산림 목재가 약재가 될 수 있다고 생각하는가? 혹은 임산물이 농축산물에 영향을 미쳐 효과와 효능이 있다고 했을 때 인체에도 비슷한 효과와 효능이 있을 것이라고 생각하는가? 고정관념을 깨면 그 답은 쉽게 나올 것이다. 기존의 지식의 틀을 깨고, 안 된다는 생각을 버리고 창조적으로 생각해보라.

아무쪼록 건강에 상당한 효능이 있는 목초액을 더욱 깊게 연구하고 개발하여 인간의 꿈인 장수와 건강에 큰 도움이 될 것을 기대해본다.

끝으로, 추천서를 맺음에 있어서 여러 가지 여건 속에서도 목초액의 신통한 치료 효과에 확신을 가지고 체험자의 간증 사례와 실험 자료를 통해 세심하게 기술한 노력에 대하여 경의를 표한다.

생명공학박사, 한국원적외선의학연구소 소장
전 원자력병원 책임연구원

유용운

서문

불로장생의 약이나 만병통치약은 인간이 생명에 대한 집착이 있을 때부터의 이상(理想)이다. 무소불위의 권력을 잡게 된 고대의 통치자들마다 이러한 약들에 관심을 보인 것은 우연이 아니다. 과연 이 세상에 그러한 것이 있을까?

1977년 1월 15일, 동경 西新宿 7丁目에 위치한 제2 太田빌딩에 있는 히로사키 생물과학연구소에서는 조용한 가운데 회의가 열리고 있었다. 당시 일본의 쟁쟁한 의사들(日大 교수이자 의학박사인 田村豊莘, 防衛의대교수이며 의학박사인 岩佐博, 元東大 교수이자 의학박사인 荒川清二, 東京 虎의 門白壽진료소 소장인 森萬壽夫, 東京 芝白金(元東京 교육대 교수) 등이 모인 자리에서 永田耕一 씨(공립병원 내과과장, 의학박사, 간 질환 전문가)는 한 물질의 약효에 대한 임상경과를 발표하였다. 목초액인 LAH(일본 넥카리치 약품에서 개발한 靈원소 아톰)를 난치성 간질환자 16명(만성 간염 7명, 간경화 6명, 간암 3명)에게 1년 이상 투여한 결과, 간염이나 간경화의 증상이나 검사수치가 놀랄 만하게 개선되었고, 특히 간암의 경우 전이와 당뇨 등의 동반 질환으로 병석에서 꼼짝도 못 하는 상태의 환자들이었는데, 전신 증상이 뚜렷하게 개선되었고 계속 수명을 연장하고 있다는 것이다.

의사인 필자에게 이러한 내용은 충격이었다. 지금까지도 심한 간 질환의 경우(간경화나 간암) 특효약이나 치료법이 마땅치 않은 상태이다. 물론 최근에는 조기 발견된 간암의 경우 수술 등으로 완치할 수도 있다. 하지만 암이 퍼지지 않은 정상 간 조직에 간경화가 진행되어 있는 경우가 많은 우리나라나 일본의 간암에서는 치료 성적이 뛰어나지 못할 뿐만 아니라, B형간염바이러스가 원인이 되어 간암이 생긴 경우에는(간염바이러스의 퇴치법이 없으므로) 암이 재발하는 것을 막을 수 없는 실정이다. 이러한 때에 LAH란 물질은 나의 관심을 끌기에 충분하였다. 이것이 목초액이라는 것을 알고 나서는 나의 관심이 목초액에 끌리게 되었다.

목초액의 효능에 관한 연구는 주로 일본에서 행해졌다. 의료나 인간의 건강뿐만 아니라 축산이나 농업, 환경의 개선 등에 관한 연구들도 많았다. 최근에는 한국에도 목초액을 개발, 생산하는 회사가 있어서 주변에서 목초액을 음용(飮用)하는 사람들이 생기게 되었고, 쌓인 체험사례만도 책 한 권을 쓸 수 있는 정도가 되었다.

또한 농업에서는 이미 사용하는 사람들도 많다. 목초액의 효능이나 이용 가치에 대하여 저술한 책도 있다. 그러나 전부 숲의 이용법을 설명하면서 목초액을 소개한 것이거나 농업, 목축업에서의 효능과 이용법을 주로 소개하였다. 여기서는 목초액의 효능 중 의료와 생활에 관련된 사항을 위주로 소개하고자 한다.

목초액이 불로장생약이나 만병통치약이라고 생각하지는 않는다. 또한 효능을 나타내는 자세한 기전이 밝혀진 것도 아니다. 하지만 유해성이 없으면서 놀랄 만한 효능을 나타내는 이것을 일반인에게 알리는 것이 의미 있는 일이라 생각한다. 많은 사람들이 목초액을 이용하여 건강한 생활을 누릴 수 있었으면 하는 마음이다.

최영인

contents

Part 1 목초액은 무엇인가?

Part 4 기적의 목초액, 되찾은 삶의 기쁨

Part 5 부록

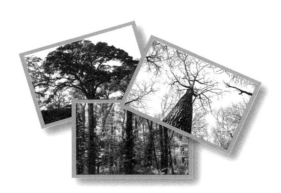

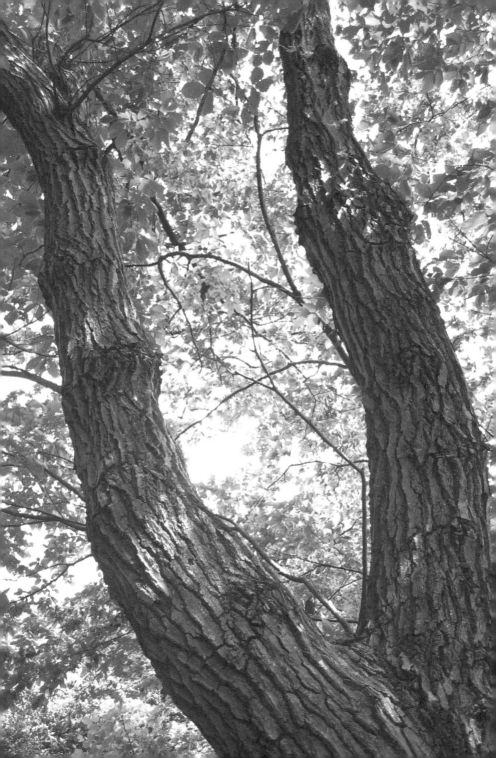

목초액은
무엇인가?

木醋液

×

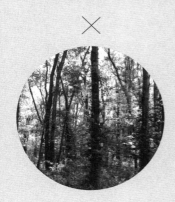

① '목초'란 나무에서 나오는 초

목초(木酢)란, 일본에서 만든 용어로 '나무로 만든 초'라는 뜻이다. 초는 영어로 비니거(vinegar)인데, 이것은 프랑스어로 '포도주'라는 뜻의 'vin'과 '시다'는 뜻의 'nelgre'가 합해진 'vinaigre'가 그 어원이다. 풀이하면 '포도주를 시게 한 것'이라 할 수 있다. 초(酢)라는 한자를 살펴보면 '술(酒)'이란 글자와 '만들다(作)'라는 글자를 합친 것으로, 술을 발효시켜서 만들었다는 것을 알 수 있다.

목초액은 초산을 주성분으로 하는 PH3 정도의 산성액체로 식초와 성분이 매우 비슷하고 색조도 비슷하나(원래는 위스키 색이나 목타르를 완전히 제거하면 투명한 노르스름한 액체가 된다) 각기 전혀 다른 제법으로 만들어지고 있다. 식초는 곡물의 전분 등 탄수화물을 효소로 분해하여 얻어진다. 쉽게 말하면 나무로 숯을 만드는 과정에서 나오는 연기를 액화하여 얻는 것이다. 그러므로 나무가 탄화되면서 나무의 모든 에너지가 기체화되어 응축된 에너지로 볼 수 있다. 이 때문에 초산의 신맛과 더불어 탄내(불냄새)를 풍기는 자극적인 냄새를 갖고 있다.

② 역사 속에서의 이용

유럽에서는 목초액이 17세기 무렵부터 초산, 메탄올, 아세톤 등의 제조에 이용되어 19세기 말까지 목재건류(열분해에 의해 목재의 유효 성분을 회수함)공업은 화학산업의 주류였다. 스웨덴의 벨스톱시에는 세계에서 단 하나뿐인 대규모 목재건류공장이 남아 있어 지금도 목초액으로부터 초산비닐을 제조하고 있다.

중국에서는 대나무로 만든 '죽력(竹瀝)'이라는 물질을 한약으로 썼는데 이것도 대나무를 건류하여 만든 것으로 목초의 일종이다.

일본에서는 메이지시대(明治時代)에 각 지역에 목재건류공장이 건설되고 목초액의 양산이 이루어졌다. 청일전쟁(淸日戰爭), 노일전쟁(露日戰爭) 당시 대량으로 사용되었다. 화약을 만드는 데 사용되는 초산석회(아세톤의 원료)를 얻기 위해서였다. 이후 화학산업의 발전으로 아세톤, 초산석회 등을 싼값에 대량 생산할 수 있게 되어 사양산업이 되어 버렸다. 그러나 최근에 건강음료와 축산 및 농업에 목초액을 사용하면서 새로운 붐이 일어나고 있다.

③ 목초액의 효능

▶ 연기의 효능과 목초액

일상에서 연기는 무엇이 탈 때 나오는 것으로, 아파트 생활이 보편화된 현대의 도시에서는 잘 볼 수 없지만 우리의 선조들은 늘 접촉하면서 살아왔다. 또한 알게 모르게 이 연기의 효과(좋은 것이든 유해한 것이든)를 받아 왔다. 여름밤에 사람들이 모이는 곳에는 모깃불이라 하여 짚 등으로 불을 피우는데, 여기서 나오는 연기는 모기와 각종 벌레를 쫓는다.

'숯 굽는 사람은 무좀이 없다'는 말이 있다. 바도 잘 못 씻고 꽉 죄는 신발을 신고 다니는 사람들의 발은 무좀균이 자라기에 더없이 좋은 환경이지만 숯 연기와 접촉하는 것이 무좀이 없는 비결이었다.

목욕시설도 변변치 않고 비데도 없던 시절 옛 우리 아낙들은 부인병을 어떻게 해결했을까? 부인병이 현대에만 있지는 않았을 터인데 문헌에 이러한 기재가 없는 것은 아마도 아궁이에 불을 때고 사는 우리의 생활 양식 때문은 아니었나 생각도 든다. 또한 연기를 이용하여 음식을 그을리면 상하지 않게 오랜 기간 보존할 수도 있었다.

목초액은 연기가 응고된 결정체이다. 이러한 연기의 효과는 연기를 액화한 목초액에서도 나타난다.

물론 연기를 직접 사람이 쐬면 호흡 장애가 생기고, 만성적으로 연기에 노출되면 폐암의 이환율이 높아진다. 향을 피우는 생활 습관을 가진 사람들은 그렇지 않은 사람들보다 폐암에 걸릴 확률이 더 높다고 한다. 숯 검댕에 노출되는 굴뚝 청소부에게 고환암이 더 잘 생긴다는 보고는 널리 인정되었다. 하지만 목초액은 호흡기 장애를 일으킬 염려가 없다. 정제된 목초액은 고환암, 폐암 등을 일으키는 발암물질이 제거된 것이다.

▶ 산업에서의 이용

목초액의 농산물에 대한 효능은 예로부터 알려져 왔다. 일본에서는 목초액 공장 주변의 논밭이 홍수 후에 작물의 수확이 더욱 높아지는 현상(일반적으로 홍수로 침수되면 병이 많이 들고 정상적으로 자라지 못하는 현상으로 수확이 줄어든다)에 착안하여 농업에 사용하게 되었다. 현재 일본에서는 농업용 목초액(이것은 건축자재 폐기물인 나뭇조각 등을 가지고 만든 목초액으로, 식용으로는 부적합하다)을 따로 만들어서 시판하고 있다. 희석액(1/10,000~1/100,000)을 사용하면 토질의 산성화를 막고, 식물이 튼튼하게 자라며, 수확이 늘어난다. 수확된 곡물이나 과일의 맛도 월등하다.

축산업에서도 목초액이 이용된다. 사료에 1~2% 섞어 가축에게 공급하면 잔병이 없고 육질의 맛이 월등해진다. 양계에 이용하면 달걀의 맛이 뛰어나고 껍질이 튼튼한 특등란을 얻을 수 있다. 목초액을 먹은 가축의 배설물은 다시 퇴비화하여 농업에 이용할 경우 목초액을 사용한 것과 흡사한 효능이 있다.

식품가공에도 사용할 수 있다. 예전에는 훈제라 하면 소금에 절여 연기에 그을리면서 서서히 말렸는데, 최근에는 목초액을 이용하여 훈제하기도 한다. 소위 '액훈'이라는 것으로, 목초액 희석액에 훈제할 재료를 일정 시간 담가 놓았다가 섭씨 80도 정도로 가열하여 살짝 익힌 후 그늘에서 말리면 된다. 연기 냄새가 배어 있어 말리는 동안 벌레가 붙지도 않고 말린 후 냉장 상태로 오랜 기간 보존이 가능하다. 주로 오징어, 문어, 낙지 등의 가공에 이용된다.

▶ 민간의료에서의 이용

목초액이 민간의료에 사용된 것은 오래전부터다. 경상도의 어느 시골에서는 참나무를 건류하여 목초액을 만들어서 집안에서 상비약으로 쓴다고 하는데, 벌레나 뱀에게 물리거나 화상의 치료에 효과적이라 한다.

경기도의 한 팔순 노인은 뽕나무를 짧게 잘라서 옹기로 만든 가마에서 건류한 뒤 이것을 숯으로 걸러서 복용한다고 한다. 이 뽕나무 목초액이 조갈병(당뇨)과 빈혈에 효과가 있다고 한다.

지리산 대나무로 죽력을 만드는 사람이 있다. 죽력은 대나무 건류액으로 목초액의 일종이며 인체 내의 독소를 제거할 때 쓴다고 한다. 민간의료에 쓰이는 여러 방법들이 현대의 과학 상식으로는 이해가 안 가고 때로는 황당하게 느껴지기도 한다. 하지만 과학의 발전과 모순되는 것은 아니다. 과학이 그러한 방법을 이해할 만큼 덜 발달되어서 이해를 못 하는 경우도 많기 때문이다. 시간이 지나면서 조상들이 사용했던 방법에 무릎을 치며 감탄하는 경우가 종종 생기는 것이 과학이다.

▶ 의학적인 효능

목초액은 약으로 등록된 상품이 아니므로 약국에서 팔거나 병원에서 처방할 수 없다. 하지만 가축용 사료로 쓰기 위하여 행해진 동물실험에서 목초액은 놀랄 만한 효과를 나타내었다. 일본에서는 식품 첨가제로 시판되는 것도 있는데, 이것으로 건강음료를 만들어서 판다. 이 목초액 원액을 복용한 사람들의 체험수기를 바탕으로 동물실험과 임상시험례가 늘어나게 되었고 이를 통하여 광범위한 질환에서 목초액의 효과를 짐작할 수 있게 되었다.

한국에서도 정제된 목초액을 만드는 회사가 있다. 현재 국내에는 식품 첨가제로 등록되어 있으나 본인은 식품 첨가물이 아닌 기능성 자연건강식품으로 보는 것이 바람직하다고 생각한다.

1999년 4월에는 국내 기업이 최초로 미국식약청(FDA) 실험 기준에 의거 영양성, 무독성으로 판정되어 식품으로 등록하였고 국내 시판을 시작하고 있다. 시판 전의 정제된 무독성 참나무 목초액의 동물실험이나 음용한 사람들의 체험수기를 통하여 나타난 의학적인 효능은 다음과 같다.

a. 만성간질환(만성간염, 간경화, 간실질성 황달)에서 전신 증상(무력감이나 전신 권태감)의 개선 및 검사 수치의 향상

b. 당뇨병 환자의 당 조절, 무력감 및 전신 권태감 개선

c. 약물 중독 시 해독 작용

d. 피로 회복 및 만성피로 해소, 운동력의 향상

e. 혈중 알코올 농도 저하 및 숙취 제거

f. 천식, 아토피 등의 알레르기 질환의 개선

g. 난치성 무좀의 치료

h. 화상 상처의 빠르고 흉터 없는 치유

i. 벌레에 물렸을 때

j. 성기능 및 운동기능 강화

k. 소화불량 및 만성변비의 개선

l. 통풍의 개선

m. 만성신경통(만성요통, 좌골신경통 등)의 개선

n. 탈모증의 개선

o. 불안 장애 및 우울증의 개선

4 목초액의 생산 과정

▶ 채취

목초액은 숯 연기에서

목재를 연기 중에서 가열하면 타서 재가 되는데, 예를 들면 숯가마 속과 같이 공기가 적은 곳에서 가열하면 '탄화'현상이 일어나 목재는 숯으로 된다. 그 과정에서 연기가 피어오르는데 이 연기를 잘 관찰하면 시간이 지남에 따라 색이나 냄새가 미묘하게 변함을 알 수 있다.

목초액의 원료가 되는 원목의 주성분은 탄수화물인 셀룰로오스 성분(헤미셀룰로오스와 셀룰로오스로 전체의 70~75%)과 탄화수소인 리그닌(전체의 20~25%)인데 이것이 전체의 95%를 차지하고 있다. 숯가마에 목재를 넣고 가마 속의 온도를 상승시키면 이들 성분의 열분해가 이루어진다. 대략 200℃에서 셀룰로오스 성분이 300~400도에서 리그닌이 차례로 탄화된다.

이 과정을 연기의 상태로 보면, 처음에는 '물연기'라고 하는 수증기가 많은 촉촉한 연기가 피어 오르고, 온도가 상승하여 헤미셀룰로오스 성분이 탄화되면 탄내가 나서 코를 자극하는 연기로 변한다. 이 연기를 '황백연기'라 하는데, 곧이어서 엷은 황갈색의 연기가 섞이게 된다. 이 황백연기는 가마 속의 탄재가 탄화를 시작했다는 신호로서, 이 단계에서 작은 통기구만을 남기고 가마 입구를 폐쇄하면 온도는 더욱 상승하여 리그닌의 열분해가 시작되면서 연기는 담배 연기와 같은 색으로 변하고, 마침내 탄화는 끝난다. 숯 굽는 사람들은 지금도 이 숯 연기의 색이나 냄새로 숯가마 속의 온도나 탄화의 진행 정도를 정확히 판단한다.

목초액은 이와 같이 숯 연기가 자연적으로 냉각되어 액상으로 된 것을 회수하는 것이다. 그러므로 채취할 때의 연기 종류에 따라 그 성분과 성상에 커다란 차이가 있다. 최초로 나오는 '물연기'는 촉촉하고 비중이 가볍지만 '목초액으로는 사용할 수 없는' 타르, 메탄올, 페놀 성분이 많으며 또한 발암성 물질인 벤조피렌 등의 유해물질이 검출된다.

산의 숯가마의 연기에서 채취되는 것 이외에 목재의 가공공장에서 나오는 제재 부스러기, 톱밥, 대팻밥, 나무껍질 부스러기 등의 폐재나 건축폐재를 회수하여 숯 굽는 과정을 거쳐 만들어지는 목초액도 있다. 평로식 탄화로(폐재를 탄화시키는 데 쓰이는 가장 간단한 노)나 톱밥로(톱밥을 압축 성형한 오가라이드라 불리는 탄재를 태우는 벽돌재의 노)의 연기에서 채취되는 목초액도 그 하나이다. 이들은 모두 공장 생산 방식이므로, 품질이 고르고 양산도 가능하지만 일반적으로 수분과 타르분이 많고 회수 장치 등도 내산성이 약한 경우가 있어 중금속 등의 유해물질이 섞이기 쉬우므로 주로 농업용으로 쓰인다. 품질 수준도 숯가마에서 채취된 것보다 나쁘다.

숯 굽는 용어	연기의 색	굴뚝·구멍에서 검출되는 응축 물질의 성상	굴뚝 구멍 온도(℃)	가마 내부 온도(℃)	비고
물연기 (습연기)	농백담갈색	물방울	80~82	320~350	착화 온도
황색연기	회갈색	갈색액	82~85	350~380	매케한 자극취가 강함
황색연기	회갈색	차(茶)진액	90~100	380~400	액의 색이 검어지고 점성이 커짐
본황색	흰색 띤 갈색	진이 사상으로 됨	100~150	400~430	액의 점성이 커지고 연도 부근애 연기가 모임
본황색	흰색 띤 갈색	진가락이 굵어짐	150~170	430~450	입상으로 됨
흰연기	담백색	콩알 상태로 됨	180~230	450~500	자극취가 약해짐
백청연기	흰색 띤 청색	콩알 상태로 됨	230~250	500~530	응축물 함유하기 시작
청연기	담청색	콩알 상태로 됨	260~300	540~570	정개 시기
옥색연기	감청색	콩가락이 됨	330~350	600~680	응축물이 부서지기 쉽게 됨
연기멎음	무색	회색으로 됨	360~380	700~800	응축물이 재로 됨

표 1-1 연기의 색, 냄새, 온도와 탄화의 진행 상태의 관계

목초액의 품질에 대한 관점이나 사용법에 대해서는 타르 성
분이 적고, 안심하고 사용할 수 있는 숯가마 목초액이 기본으
로 되어 있다. 그중에서도 '황색 연기'로부터 채취한 것이 제일
유용하고 독성 물질이 적다. 황색 연기가 날 때의 굴뚝 구멍 온
도는 대략 80~150℃인 것만으로 하고 있다(숯가마 내부 온도
350~430℃).

▶ 숙성 후 분리

숙성하면 분리된다.

조목초액(숯 연기에서 갓 채취한 목초액)에서 유해물질을 제
거하여 정제된 목초액을 만드는 방법에는 몇 가지가 있다. 그
러나 가장 간단한 방법은 중량의 차이를 이용한 비중분리법이
다. 시간이 6개월 이상 걸리기는 하지만 대량 생산이 가능하고
유해물질 제거에 효과적이며 비용이 저렴하다. 여기서는 이 방
법에 대해서만 간단히 설명하겠다.

조목초액을 장기간 용기에 넣어두면 상, 중. 하의 세 층으로

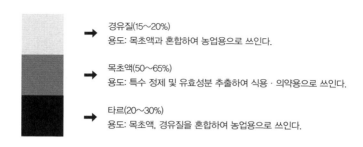

경유질(15~20%)
용도: 목초액과 혼합하여 농업용으로 쓰인다.

목초액(50~65%)
용도: 특수 정제 및 유효성분 추출하여 식용 · 의약용으로 쓰인다.

타르(20~30%)
용도: 목초액, 경유질을 혼합하여 농업용으로 쓰인다.

그림 1-1. 목초액의 분리

분리되는데, 중층의 물에 녹는 액이 목초액이다. 그리고 상층과 하층의 기름에 녹는 액이 각각 '경유질'과 '타르'이다.

목초액은 채취 후 수개월에서 1년 정도 숙성 및 정제를 한 후 타르 성분을 충분히 분리시켜 사용하는 것이 좋은데, 이는 타르분에 크레졸과 같은 유해 성분이 들어 있기 때문이다.

▶ 정제

중층의 목초액에도 목타르, 페놀, 메탄올, 크레졸, 벤졸피렌 등 유해 성분이 함유되어 있으며 이는 농업, 축산, 식물, 의약품 등의 각종 원료로 이용할 수 있다. 이때 식용으로 사용하려면 특수한 공정을 거쳐 모든 유해 성분을 제거하여야 하며, 이것이 식용 목초액을 만드는 노하우일 것으로 본다.

원래의 목초액은 투명한 호박색(위스키색)을 나타내지만, 목타르 등의 유해 성분을 완전히 제거한 목초액은 엷은 노란색을 띠는 식초와 비슷한 투명한 액체가 된다.

5 목초액의 성분

목초액은 채취할 때의 연기 종류에 따라 그 성분과 성상에 커다란 차이가 있다. 목초액은 200여 종류 이상의 성분을 함유하고 있으며, 중요한 성분은 유기물 중 초산이 약 50% 이상 함유하고 있지만 목초액의 80% 이상이 수분으로 전 용액 중의 초산은 약 3% 정도이다. 그 밖의 유기산과 알코올류, 페놀류, 카보닐 화합물, 중성 성분 그리고 염기성 성분을 함유하고 있다.

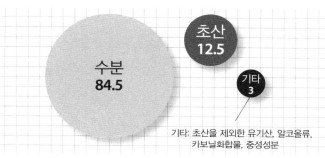

그림 1-2. 목초액 중의 함유율

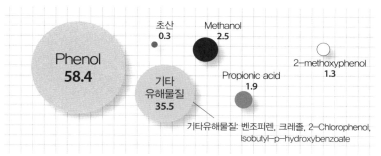

그림 1-3. 목초액 유기물 중의 함유율

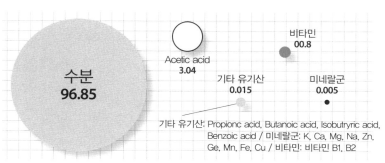

그림 1-4. 유해물질 제거 후 정제 목초액의 구성성분

정제된 참나무 목초액은 유기산이 주성분으로 구성되어 있으며 그 외에 미네랄 성분과 비타민 등이 검출되었다. 그중 초산이 3.04% 함유되어 있으며 다른 유기산까지 합하면 3.12%의 산이 함유되어 있다. 이러한 유기산들이 체내에서 대사 과정이나 면역성 그리고 건강상 유익한 결과를 주리라 예상되고 있어 이들 유기산의 함량은 매우 중요하리라 사료된다.

그 밖의 미네랄 성분인 칼슘이 약 39ppm 함유되어 있으며, 비타민 B1과 B2도 함유돼 있음을 알 수 있다. 한편 유해성 물질로 분류된 물질은 검출되지 않았거나 무시될 수 있을 정도의 농도였다.

목초액 원액 중에는 메탄올이 0.15% 이상 함유되어 있으나 정제된 목초액에서는 검출되지 않았다. 또한 목초원액 중에는 페놀과 2-methoxy phenol 성분이 400ppm 이상으로 정량되었으나, 정제된 목초액에서는 20ppm 이하로 검출되었다.

또한 특기할 만한 것은 정제된 목초액을 상온에서 1개월 이상 보관하였는데도 대장균이나 일반 세균이 전혀 검출되지 않았는데, 이는 정제된 목초액 자체에 균 성장 억제 기능이 있음을 나타낸다.

보통의 물을 상온에서 보관 시 하루만 지나면 미생물이 검출된다. 더욱이 정제된 목초액에는 수많은 유기물이 풍부하게 있어 미생물 번식에 양호한 영양 조건임에도 불구하고 미생물의 번식이 일어나지 않고 있다. 정말 놀랄 만하다. 그 밖의 유해물질로서 중금속, 보존료, 타르색소, 각종 농약류 및 여러 유기용매 등을 조사하였으나 검출되지 않았다.

다음은 국내의 한 회사에서 생산하는 정제된 참나무 목초액의 성분 분석표로 FDA에 자연 식품으로 등록 시 검사된 것이다.

분석물질	함유치/100g
열량	〈 1kcal
지방으로 생성된 열량	〈 1cal
지방	〈 0.02g
포화지방산	〈 0.02g
콜레스테롤	〈 0.01mg
탄수화물	〈 1g
섬유소	〈0.02g
당분	0g
수분	99.7g
비타민 A	〈 50IU
비타민 C	0.34mg
칼슘	2.90mg
나트륨	9.32mg
철분	0.12mg
회분	0.09g
N단백*6.25	0.2g

표 1-2. 참나무 목초액의 성분 분석

6 목초액의 안전성

목초액의 채취 과정에 따라 유효 성분의 차이가 있고 정제 과정에 따라 몸에 해로운 타르나 크레졸 등의 성분 함유량에 차이가 있다. 우리나라에서 사용되는 목초액의 대부분은 농업, 원예용으로 기계식 탄화 방법으로 채취하는 목초액이며 대부분의 회사가 소규모로 열악한 조건에서 생산하고 있는 현실이다. 물론 식용 목초액을 만드는 회사로 자사의 제품을 국내에서 식품 첨가제로 허가받은 후 미국 FDA에 자연식품으로 등록

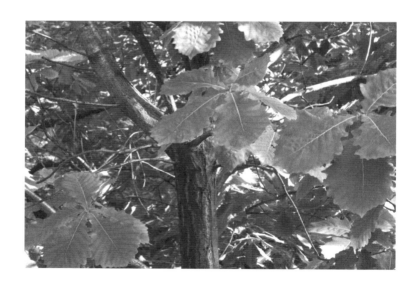

마친 경우도 있지만(이 경우에는 안정성에 문제가 없다고 할 수 있다), 대부분의 경우 정제의 여부나 희석의 여부를 알 수 없는 형편이다.

일본에서도 학자, 생산업자, 유통업자 등이 모여서 '목초액 안정성 확보 조사, 검토위원회'를 발족시켰다. 이들이 1997년 3월 '목초액 이용상의 안정성을 확보하기 위한 시스템과 표시 매뉴얼'이라는 지침서를 제정, 발표했다.

그 내용을 살펴보면 목초액을 크게 사료용, 농업 및 원예용, 환경 및 생활용, 청량음료용의 네 가지로 분류하고 각각의 용도에 따라 반드시 기재되어야 할 주의사항을 명시하고 있는데 참고로 여기에 소개한다.

〈사료용 목초액의 사용상 주의점〉

1. 본 제품은 사료용으로 제조된 것입니다.

2. 본 제품은 사람들의 식, 음료로는 절대로 이용하지 마십시오.

3. 본 제품은 어린이의 손에 닿지 않는 곳에 보관하십시오.

4. 본 제품이 눈이나 입으로 들어갔을 때 신속하게 깨끗한 물로 씻어 내십시오.

5. 정해진 사용량을 반드시 지켜주십시오.

6. 본 제품의 희석에 사용된 용기나 살포기기는 녹슬거나 부식될 염려가 있으므로 사용 후에는 맑은 물로 씻고, 건조 상태를 확인하고 보관하십시오.

7. 본 제품 사용 후 남은 것은 잘 밀폐하여 냉암소에 보관하십시오.

8. 본 제품에 대하여 불분명한 사항이나 하자 등이 있을 때는 본사나 제품을 구입한 대리점으로 문의해 주십시오.

〈농업, 원예용 목초액의 사용상 주의점〉

1. 본 제품은 음료나 도포용으로 사용할 수 없습니다.

2. 본 제품을 사용할 때는 보안경, 고무장갑, 마스크 등을 착용하십시오.

3. 환기나 통풍이 잘되는 곳에서 본 제품을 취급하십시오.

4. 본 제품은 토양관주나 엽면살포용으로 사용할 수 있습니다.

5. 작물의 종류나 크기 등에 따라 사용 농도를 조절하되 지시농도의 범위를 넘지 않도록 주의하십시오.

6. 본 제품과 알칼리성 농약이나 유사 자재류와는 혼용하지 마

십시오.

7. 본 제품은 100% 식물성 성분이기 때문에 약간의 변색이나 침전물이 생길 수도 있으나 효과에는 큰 변화가 없습니다.

〈환경 및 생활용 목초액의 사용상 주의점〉

1. 본 제품은 환경, 생활 개선을 목적으로 제조된 것입니다.

2. 본 제품은 음료가 아닙니다.

3. 본 제품은 어린이의 손이 닿지 않는 곳에 보관하십시오.

4. 본 제품이 손발에 묻었을 때는 신속히 비눗물이나 맑은 물로 닦아 주십시오.

5. 본 제품이 눈이나 입에 들어갔을 때는 바로 맑은 물로 깨끗이 씻어 주십시오.

6. 정해진 사용 방법과 용량 등을 꼭 지켜서 사용하십시오.

7. 본 제품과 알칼리성 약제를 혼용하지 마십시오.

8. 본 제품을 희석, 조제할 경우에는 반드시 필요량만을 조합하십시오.

9. 원제재의 잔류분은 꼭 병마개를 닫아서 냉암소에 보관하십시오.

10. 본 제품을 사용한 여러 기구들은 사용 후에 잘 세척하여 부식이나 산화의 피해가 없도록 잘 말려 보관하십시오.
11. 본 제품은 식물성 성분이기 때문에 약간의 변색이나 미량의 침전물이 발생할 수 있으나 효력에는 지장이 없습니다.
12. 의복류나 직물에 본 제품이 묻었을 경우에는 신속히 물로 씻고 그다음에 세제로 세척해주십시오.
13. 본 제품을 사용하는 데 불분명한 점이나 불편한 점이 있을 경우에는 본사나 제품을 구입한 대리점으로 연락해주십시오.

〈청량음료용 목초액 사용상의 주의점〉

1. 본 제품은 청량음료용 농축액으로 진료용 의약품이 아닙니다.
2. 어린이가 가지고 놀지 않도록 조심하십시오.
3. 본 제품이 눈에 들어갔을 경우에는 신속하게 맑은 물로 씻어주십시오.
4. 용기가 유리병일 경우에는 취급에 각별히 조심하고 마개를 따낼 경우에도 신중을 기해야 합니다.
5. 반드시 정해진 용량과 사용법에 따라 주십시오.
6. 일단 개봉한 것은 남기지 않도록 하십시오.

7. 기타 불분명한 사항이나 문의사항이 있을 경우에는 본사나 가까운 대리점으로 연락하십시오.

　우리나라에서는 목초액에 대한 규정이 아직도 미미한 실정이다. 특히 식용으로 사용할 때는 잘 정제된 목초액을 사용하여야 한다. 정제된 목초액은 그 희석액을 아무리 많이 마셔도 부작용이 없다(원액은 그 향취 때문에 마시기가 힘들다). 타르, 메탄올, 페놀을 완전히 정제하지 못한 제품은 동물실험에서 쥐에게 과량(몸무게당 사람 통상 섭취량의 375배) 투여 시 거의 모든 쥐가 사망에 이른 예도 있다. 과량 투여한 쥐들은 체중이 감소하였고 부검 결과 간에서 일반적인 간염(또는 중독 시 나타나는 소견)을 보이고 있었다. 목초액의 구입 시 상표가 제대로 부착되어 있고 용도나 정제 방법 등이 적혀 있으며, 회사명과 연락처가 분명한 상품을 구입하는 주의가 필요하다.

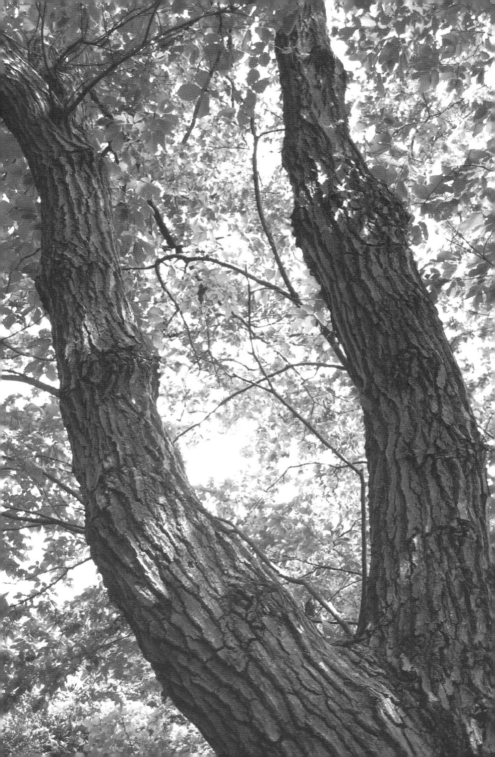

일반인을 위한
목초액 사용법

木醋液

×

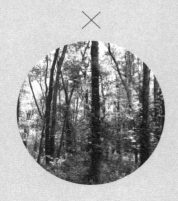

목초액에는 독특한 향인 탄내가 있다. 이 탄내는 벌레를 쫓고, 악취 제거 역할을 하며, 훈제식품의 향을 내는 데 이용될 수 있다. 구성 성분인 각종 유기물의 특성이 있다. 신맛이 나는 이유는 초산이 있기 때문이다. 이 때문에 어느 정도의 살균력을 갖고 있다. 이 외에도 성분 분석만으로는 규명할 수 없는 역할이 있다. 이를 두고 목초액이 원적외선 방사물질이기 때문이라고 말하는 사람들도 있다. 이 때문에 세포 재활 능력이 있다고 한다.

이 장에서는 이러한 성질을 구석구석 들추어 과학적인 규명을 하지는 않는다. 단지 목초액에 관심이 있거나 목초액을 사용해 보려는 일반인에게 사용법(용도와 용량)을 제시하는 것이 목적이다. 이해를 돕기 위해 목초액 건강법과 생활용법으로 나누었다. 기전에 대한 과학적인 규명이 다 되어지지 못한 분야도 있지만 효과는 확실하다.

만성질환이나 암의 경우 질환의 정도에 따라 효과를 보는 양이 다를 수 있으나 목초액이 현재는 약으로 등록된 물질이 아니어서 이에 대한 실험 연구를 전부 하기에는 아직 부족한 것과 제한이 많다. 이러한 문제는 앞으로 해결되리라 기대한다. 단건강 유지나 숙취해소 또는 생활 환경 개선을 목적으로 사용하는 용량은 많은 사람에게 사용하면서 잠정적으로 내린 결론이고 이 정도로 충분한 효과가 있다고 검증된 양이다. 물론 앞으로의 연구에 따라 보다 효과적인 사용량은 변할 수도 있겠다.

❶ 목초액 건강법

▶ 정제된 목초액을 사용해야

목초액을 이용하는 방법에는 여러 가지가 있다. 먹거나, 바르거나, 목욕하는 것인데, 중요한 것은 인체에 사용할 때는 정제된 목초액을 사용하여야 한다는 것이다. 정제되지 않은 목초액은 인체에 유해한 타르나 메탄올, 크레졸 등이 포함되므로 위험할 수 있다. 실제로 일본에서는 목초액으로 행한 동물실험의 경우 과용량 투여 시 쥐들이 사망하였다.

한국에서도 목초액의 개발과정에서 덜 정제되었던 목초액을 사용한 실험에서는 과용량 투어 그룹에서 쥐들이 사망하였다.

정제된 목초액의 경우 그러한 경우는 없다. 일본에서 식품 첨가용으로 시판되는 목초액에서조차 페놀과 메탄올의 함량이 높아서 원액으로 장기간 복용 시는 문제점이 있을 수 있다.

한국에서는 충북 음성에 공장을 둔 한 회사가 참나무 목초액을 정제하여 식용으로 개발하였고 1999년 4월에는 FDA에 등록하기도 하였다.

현재 일반 상점이나 약국에서 정제된 식용 목초액을 용이하게 구할 수 없는 것이 흠이지만 이러한 문제는 조만간 해결되리라 생각한다.

목초액 음용법(飮用法)

목초액의 음용이 대중화된 것은 비교적 최근의 일이지만 그 역사는 오래되었다. 예로부터 이집트에서는 향수나무의 일종인 '콘미포라 가타후'를 태워서 나오는 연기를 물을 채운 도기(陶器) 안에 끌어들여 그것을 즐겨 흡입하였다고 한다.

경북의 지리산 근처의 한 마을에서는 대나무로 목초액(죽력)을 만들어 인체의 독소를 제거하는 데 사용하였다고도 하며, 목초액이 당뇨병 치료에 쓰였다고도 한다. 또 목초액은 아니지만 수액(樹液)의 음용도 그 예가 많다.

캐나다의 특산물로 유명한 '메이플 시럽'은 단풍나무의 수액이다. 일본의 원주민인 아이누인들은 '시라가바' 나무의 수액을 건강 음료로 사용하였고, 조리에도 사용하였다고 한다. 요즘 국내에서도 고로쇠나무의 수액이 한창 인기인데 같은 맥락이라 할 수 있다. 나무의 엑기스라는 데서 수액과 목초액은 공통점을 갖고 있다.

희석액을 마신다.

정제된 목초액의 경우 원액을 마셔도 독성의 위험은 없으나, 맛이나 탄내가 있어 역겨울 수 있으므로 희석하는 것이 좋다. 건강 유지나 개선을 위한 목적이라면 물 100cc에 원액 1cc의 비율로 희석하여 하루에 3컵(1컵 200cc)씩 마시면 피로가 사라지고 몸에 활기가 넘친다.

또 근육의 운동 기능이 개선되며 스트레스로 인한 두통이나 변비, 만성소화불량 등의 증세가 사라진다. 남성 성기능의 척도로 흔히 일컬어지는 모닝 이렉션의 개선이 뚜렷하다.

물이 장에서 흡수되려면 단순히 물만 있어서는 안 된다. 맥주 500cc를 한 번에 마실 수는 있어도 물 500cc를 한 번에 마시기란 쉽지 않다. 적절한 전해질이 있어야 한다.

등산을 하면 땀을 흘린다. 땀을 많이 흘리면 목이 마르게 되지만 즉시 땀으로 흘린 양만큼의 물을 마시게 되지는 않는다. 중간에 식사를 하게 되면 그때서야 비로소 부족한 만큼의 물을 섭취하게 된다. 식사와 더불어 전해질(혈중 전해질의 대부분은 소금이다)의 섭취가 이루어졌으므로 물을 마셔도 흡수가 되는 것이다. 그러나 목초액 1% 희석액을 준비하여 등산 중에 마시면 체내에 빠른 속도로 흡수되어 부족한 물을 공급하고 근육의 힘을 더해 준다. 목초액이 물 분자 집단의 크기를 작게 하여 흡수가 용이하기 때문이다.

만성질환이나 암 환자의 경우 물 100cc:원액 2cc 비율로 희석하여 하루에 3~5컵 마신다. 당뇨나 만성간질환(간염, 간경화, 간암)의 경우 검사 수치가 정상화되고 환자의 전신 상태가 눈에 띄게 양호해진다.

당뇨의 경우 혈당치가 하강하고 환자의 전신 상태가 양호해진다. 약으로 당 조절이 힘들었던 경우 당의 조절이 용이해지며, 조절이 잘 되던 사람들도 혈당 강하제의 용량을 줄일 수 있다.

암 환자의 경우 암을 완치시키는 것에 대하여는 아직 확인된 바가 없지만 간암, 신장암 등의 경우 병상에 누워 있을 수밖에 없던 환자가 일상생활을 보통 사람들과 같이 유지할 정도로 호전되었다는 임상보고가 있다.

47

음주 시 술이나 음료수에 타서 마신다.

소주 2홉 또는 양주 작은 병(360ml)에 4방울의 목초액을 떨어뜨린 후 잘 섞어서 마신다. 더 많이 섞어도 무방하지만 목초액 고유의 탄내가 술맛을 버릴 수 있다. 목초액을 섞은 술은 마시면 술이 쉽게 취하지 않아 주량이 증가한 것 같은 착각이 생긴다. 다음 날 머리가 아프거나 숙취 현상이 없으며 술 마시지 않은 날처럼 몸이 가뿐하다. 물 또는 음료(이온음료, 둥굴레차, 녹차 등)에 1/100으로 희석하여 음주 중에 곁들이거나 음주 후에 마셔도 된다.

바른다.

무좀이 있는 경우 하루에 2~3회씩 무좀 부위에 일반 목초액을 떨어뜨려 문질러 바른다. 1/10 희석액에 10분씩 담가도 된다. 한 번 만든 희석액은 여러 번 사용할 수 있다. 일주일이면 무좀이 사라진다.

아토피성 피부염이 있는 경우 1/10~1/20 희석액을 바른다(원액을 바르면 쓰라릴 수도 있다). 가려움이 없어지고 피부가

48

정상화된다.

중이염의 경우 원액을 한 방울 귓속에 점적한다. 일주일 이상 사용한다.

화상에는 원액을 바르거나 목초액 첨가 연고를 만들어 바르면 감쪽같이 치료된다. 해변가에서 선탠 후에 사용하면 피부의 쓰라림을 없앨 수 있다. 원액을 상처에 직접 바르면 쓰라릴 수 있으므로 아이들에게는 연고가 좋다. 연고는 바셀린에 목초액을 섞어서 만든다. 약국에서 백색바셀린을 사서 여기에 목초액을 1~5% 비율로 떨어뜨려 섞일 때까지 갠다. 처음에는 목초액과 바셀린이 따로 놀지만, 시간이 지나면 섞인다.

기미가 있는 경우 1/100 희석액을 저녁마다 바른다. 맹물을 바르면 피부에 흡수되지 않지만 목초액 희석액은 흡수된다. 화장수에 1/100로 희석하여 저녁마다 발라도 된다. 거친 피부도 개선된다.

모기나 벌레에 물렸을 때 원액을 물린 자리에 바르면 아프거나 가려운 것이 사라지고 부기가 없어진다. 긁어서 외상이 생기거나 덧난 경우에는 쓰라릴 수도 있으나 시간이 조금 지나면 괜찮아진다.

목욕한다.

1/5,000~1/10,000 희석액에 몸을 담근다. 거친 피부에도 이 목욕법은 효과가 있다. 보통 욕조에 물을 반쯤 채우고 10~20cc 의 목초액을 첨가하는데 물은 여러 번 사용하여도 괜찮다. 아토 피성 피부염이나, 거친 피부에 효과가 있다. 1/500~1/1,000 희 석액으로 머리를 감으면 머릿결이 좋아지고 비듬이 있는 경우 효과적이다. 목욕이나 머리를 감은 후 탄내는 남지만 흡수되는 것은 아니고 몇 시간 후엔 냄새가 사라진다.

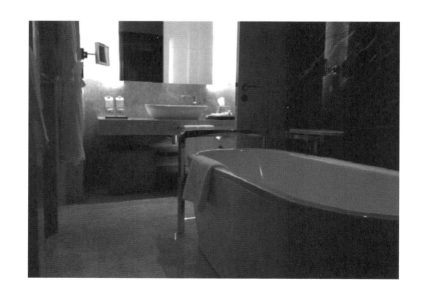

② 목초액 생활용법

이 경우에는 반드시 정제된 목초액이 아니어도 된다. 인체에 직접 흡수되는 것이 아니므로 목초액의 정제 유무는 별로 상관이 없다. 단, 어항에 넣거나 훈제용으로 사용할 때는 정제된 식용 목초액을 사용하여야 한다.

▶ 환경 개선

목초액에는 악취 제거 효과가 있다. 화장실 악취는 황화수소(H_2S)와 암모니아가 주 원인이다. 이들을 제거한다면 화장실 악취를 거의 없앨 수 있다. 일본 秋田縣 秋田보건소에서 행한 실험은 목초액의 악취 제거 효과를 확실히 보여주고 있다.

〈실험〉
1) 소변에서 측정한 암모니아 농도는 75ppm이었다. 이 소변 1,100cc에 목초액 원액을 11cc 넣은 직후 암모니아의 농도는 0ppm이 되었다.

경과시간	황화수소(vol%)	백분율(%)
투여 전	0.060	100
5분 경과	0.035	58.5
30분 경과	0.010	16.7
2시간 경과	0.002	0.003

표 2-1. 목초액 투여 후 분변의 황화수소 양의 변화

2) 화장실 분뇨 100cc에서 황화가스를 측정하였고, 여기에 1cc의 목초액 원액을 첨가한 후 시간이 지남에 따라 황화가스의 양을 측정하였다. 5분 후에 황화가스의 양은 58.5%로 줄어들었고 30분 후에는 16.7%가 되었다(표 2-1 참조).

위 실험의 결과는 목초액이 암모니아와 황화수소를 제거하는 효과가 있음을 명백히 보여주고 있다. 화장실, 하수구 등 악취가 심한 곳에는 1/100~1/200 목초액 희석액을 살포하면 오랫동안 효과가 지속된다. 정화조에는 원액을 사용하는데, 정화조에서 최종 처리되는 분뇨량의 0.2% 정도를 뿌려주면 정화조의 악취를 제거할 수 있다. 목초액에는 살균 효과도 있어(이에 관련된 실험은 다음 장에 소개하겠다) 화장실이나 정화조의 소독에 목초액은 훌륭한 효과가 있다. 식용 목초액을 쓴다면 비용

이 문제가 되겠지만, 식용이 아닌 목초액은 20L에 몇만 원선이니 경제적으로도 큰 부담 없이 사용할 수 있다.

실내에 악취가 나는 경우 환기해도 좋아지지 않으면 1/30~1/100 희석액을 평당 300~400ml 정도 분무기로 골고루 살포한다. 마루나 방안의 구석에는 걸레에 1/300 희석액을 묻혀서 닦아준다. 처음에 나는 탄내가 사라진 후 악취도 같이 없어진다. 흰개미나 바퀴 등의 벌레도 사라진다.

캠핑 시 텐트 주변에 1/30~1/100 희석액을 뿌리면 벌레가 들어오지 않는다. 최근 흰개미가 국보급 문화재를 훼손시켜 큰 문제라는 소식을 들었는데, 목초액을 사용하면 간단하게 해결될 문제라고 생각한다.

무좀이 있는 사람들의 신발에는 무좀균이 득실거리기 마련이고 이것은 신발을 빨아도 해결되지 않는다. 원액을 스프레이통에 넣고 신발 속에 두세 번 뿌린 후 20~30분 지난 다음에 신으면 신발의 악취와 함께 무좀균도 해결된다.

세탁 시 세탁기에 물을 채운 후 2~3cc를 첨가하면 세탁 효과가 월등해지고 옷에서 정전기가 생기지 않는다.

수족관에 1/2,500~1/5,000 희석액을 넣어주면 물이 언제나 깨끗하고 물고기가 잘 죽지 않는다. 이는 목초액의 원적외선 효과 덕분인데 물의 분자집단이 작아지면서 산소를 많이 용해시키기 때문이다(이 경우는 정제된 목초액을 사용하는 것이 좋다).

꽃을 화병이나 수반에 꽂을 때 1/10,000 목초액 희석액을 사용하면(1ℓ에 1~2방울 떨어뜨린다) 꽃이 더욱 싱싱하고 보통 물을 사용하였을 때보다 수명이 몇 배 연장된다.

▶ **식품 조리**

생선을 굽거나 삶기 전에 목초액 10배 희석액에 잠깐 담갔다 요리하면 생선의 비린내가 사라진다. 돼지고기로 돈가스를 만들 때도 10배 희석액에 재료를 단시간 담근 다음 조미료, 향신료와 함께 조리하면 맛좋고 담백한 요리가 완성된다.

목초액을 이용하면 간단한 훈제요리도 만들 수 있다. 원래 훈제란 불에 그을려서 익히는 것인데, 목초액을 이용하면 불에 직접 그을리지 않아도 같은 향기와 보존 효과를 얻을 수 있다.

목초액을 3% 식염수로 25배 희석한 물에 재료(낙지, 오징어 등)를 4~6시간 담근 후 80도로 가열 처리하여 그늘에서 말리면 훌륭한 훈제요리가 된다. 이러한 방법을 액훈이라 하는데 액훈을 위한 '훈액'이라는 것이 상품화되어 있기도 하다. 일본에서는 목초액을 정제하여 훈액을 만든다. 구미에서 사용되는 것에는 '스모크플레버'라는 것이 있는데 훈연을 물에 통과시켜 냄새를 내는 액이다.

어촌에 가면 생선의 배를 째고 내장을 바른 다음 햇볕에 말리는 광경을 흔히 본다. 말리는 생선에 파리가 붙기도 하고, 날씨가 좋지 않아 잘못 마르기라도 하면 상해 버릴 수도 있다.

이때도 목초액을 이용하면 훌륭하다. 3%의 식염수로 40배희석한 액(목초액의 증류, 정제액)에 한 시간 동안 담근 후 건져내어 말린다. 그러면 훈액에 담금으로써 풍미가 증가할 뿐만아니라 파리가 꼬이지 않는다. 또한 말린 것은 오래되면 표면이 적갈색으로 변하고 구웠을 때 나쁜 냄새가 나서 맛이 떨어진다. 이것은 '유상(油傷)'이라고 하는 현상으로 지방분이 산화하기 때문에 일어나는데 목초액으로 처리한 건어물에는 유상이 없다.

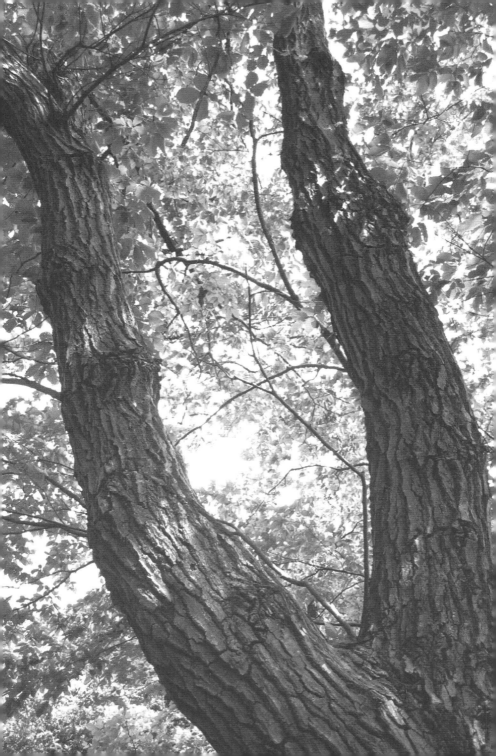

목초액의
의학적 효능
(임상증례와
동물실험 결과의 분석)

木醋液

×

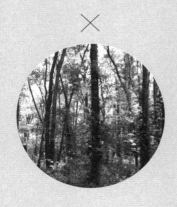

필자의 직업이 의사이기도 하지만, 목초액의 농업에 관한 효능이나 이용법은 이미 저술된 안학수 님의 "숯, 활성탄, 열초액의 불가사의"에 비교적 자세히 서술되었으므로, 본 장에서는 목초액의 의료와 관련된 효능을 위주로 설명하겠다. 농업에 흥미가 있으신 분들께서는 그 책을 참조하시라.

일반인들이 복용하고 증언한 임상체험 외에 병원에서 의사가 환자에게 사용한 후 기술한 임상증례와 공식, 비공식적으로 행해진 실험 결과를 토대로 하였기에 조금 어려운 내용도 있으나 흥미 있게 읽어 주었으면 한다.

■ 목초액의 효과는 어디서?

처음부터 목초액이 질병의 치료나 건강 유지를 위한 용도로 사용된 것은 아니다. 물론 죽력(竹瀝)이 한약의 재료가 되었다는 기록이 있기는 하지만, 본격적인 연구는 일본이 시초가 아닌가 한다.

먼저 동물실험이 행하여졌다. 동물 사료로 개발된 목초액의 효능을 나타내기 위해서는 동물실험이 필수적이었다. 이 과정에서 목초액을 먹인 가축이 잔병치레가 없고 발육이 더 좋으며 고기의 육질이 우수하다는 사실들이 밝혀졌다. 문제는 잔병 없이 잘 자란다는 것이었다. 이러한 것이 사람에게도 적용되지 않을까 하는 생각으로 연결되었다.

진보적인 사고를 가진 몇몇 일본의 의사들이 현대의학으로는 고칠 수 없는 질병으로 고생하는 환자들에게 투여하고 그 효과를 기술하였는데, 놀랄 만한 것들이 많았다. 모든 효과가 다 사람에게서 과학적으로 분석된 것은 아니지만, 과학적으로 분석되지 않았다 하더라도 체험수기에 나타난 내용과 동물실험과의 관계를 유추하여 그 가능성에 대하여도 생각해보았다.

목초액의 이러한 효과는 어디서 오는 것인가? 최근 일본의 어느 연구에 따르면 목초액이 세포의 건강에 영향을 미친다는 사실이 발표되어 비상한 관심을 끌기 시작했다. 발표된 내용을 요약하면 다음과 같다.

〈…세포 노화의 주범은 활성산소로, 산소의 다른 얼굴을 한 활성산소(발생기산소)가 세포에 과다하게 생성되어 존재하기 때문에 세포가 노화한다.

활성산소는 스트레스나 과다한 운동, 타박상, 지나친 음주나 흡연, 피로 등을 막기 위한 수단으로 인체에서 생성되는 물질이다. 그런데 과로나 몸에 갑작스러운 이상이 생기면 활성산소가 갑자기 증폭되어 일을 조절하는 기능이 마비 상태에 이른다는 것이다.

활성산소는 우리 몸을 지키기 위한 방어 수단으로 생성되는 소독약 같은 존재인데, 이것이 생기면 자연히 소멸시키는 수단도 있다고 한다. 그러나 변화가 너무 갑작스럽게 오면 활성산소를 조절하는 기능이 무뎌진다.

활성산소를 몸에서 조절하는 기능은 SOD(Superxide Dismutase)라는 효소가 담당하는데 활성산소가 과다하게 쌓이면 바로 이 기능이 저하된다. 활성산소는 마침내 산화물질이 되어 세포를 죽게 하는 것이다. 운동선수나 중노동을 하는 사람들이 오래 살지 못하는 것도 이러한 이유에서라고 추측된다.

그런데 식용 목초액은 세포 내에 활성산소를 제거하는 능력이 탁월하다고 한다. 이처럼 세포에서 활성산소를 제거하는 능력을 SOD 기능이라고 하는데 목초액은 이 기능이 다른 식초보다 30배 이상이나 높다.

SOD 기능은 세포 내의 이물질을 제거하고 세포의 호흡 회로를 정상화하며, 세포를 건강하게 하고 각종 난치병을 치유하는 데 효과적이라고 한다.〉

이러한 목초액의 대표적인 작용으로 화상이나 외상의 치유와 그라목손 중독의 치료 효과를 들 수 있는데, 이 기능은 원적외선 방사에서 기인한다고 한다. 흔히 원적외선은 광물질에서나 내뿜는 것으로 알고 있으나 액상에서 원적외선이 방사(기준치의 90%)된다는 것은 신기한 일이다.

원적외선 방사물질이라는 사실이 목초액의 모든 기능을 설명한다는 것의 진위 여부를 떠나서, 목초액의 효과 목초액을 사용하지 않는 경우보다 목초액을 사용한 경우에서 뛰어나다는 것을 보이기만 하면 과학적(사실은 통계학적으로 의미 있는 결과를 나타낸 것에 불과하다)으로 입증되었다고 할 수 있다.

일본에서는 대조군이 있는 동물실험도 많이 행해졌다. 본 장

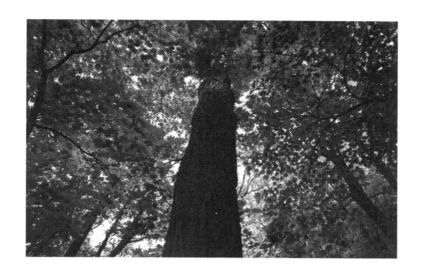

에서 기전의 설명을 모두 하는 것은 아니다(물론 할 수도 없다). 하지만 목초액의 효과를 보여 주는 이러한 동물실험과 임상증례를 소개하려 한다.

목초액은 현재로는 법률적으로 약이 아니다. 질병에 대한 효과를 선전하면서 팔 수도 없다. 그렇다고 효능, 효과가 없는 것은 아니다. 앞으로 더욱 자료가 모이면 약으로의 등재가 가능할 날이 올지는 모르겠지만…. 여기서는 단지 지금까지 관찰되거나 실험해 본 결과를 알기 쉽게 소개하려는 것뿐이다.

② 만성간질환과 목초액

▶ 간질환의 개괄

간질환을 크게 분류하면 지방이 간세포 사이에 쌓이는 지방간과 간세포가 과다하게 파괴되는 간염, 간염의 결과로 나타나는 간경화 및 간암을 들 수 있다. 간염의 경우 급하게 생겨서 단기간 내에 회복되거나 간세포의 급격한 파괴가 멈추는 급성간염과 지속적으로 간세포 손상이 진행되어 간경화에까지 이르는 만성간염이 있다. 물론 급성간염에서 간세포의 손상이 너무 급격하게 이루어지는 경우에는(급성전격성간염) 간경화 상태가 되거나 심하면 사망에 이를 수도 있지만 대부분의 간경화는 만성간염의 소산이라 할 수 있다.

간실질질환(간세포에 문제가 생겨 간이 나빠지는 질환)의 주원인으로는 간염바이러스와 약물, 알코올의 세 가지가(물론 알코올도 약물이니 두 가지라고 할 수도 있겠다) 있다. 물론 이외의 유전성 질환이 몇 있지만 우리나라에서의 발생률은 미미하다.

간염바이러스에는 A형, B형, C형 바이러스가 알려져 있고

이 외의 바이러스도 있다고 생각되지만 분리하지는 못하고 있는 실정이다. 약물에 의한 간 손상이 드물게 간경화로 가는 경우는 있지만 만성간염이 되는 경우는 없고, 원인이 되는 약물의 중단만으로도 대부분 회복된다.

알코올의 경우 단기간의 복용으로 간경화까지 가는 예는 없으나 알코올의 의존성 때문에 간이 나빠진 이후에도 지속적으로 복용을 하는 경우가 많아 만성간염을 거쳐 간경화까지 이르는 사람들을 종종 보게 된다. 농촌이나 공단지역에서는 알코올에 의한 간경화가 바이러스성 간염에 의한 간경화보다 월등히 많다는 사실은 이미 알려져 있다.

▶ 간질환에 대한 목초액의 효과

일본 국립병원 내과 과장인 永田 박사가 1977년 발표한 증례에 의하면 만성간염 7명, 간경화 전 단계(간경화의 전신 증세가 심하게 나타나지는 않으나 간경화가 현저히 진행되어 곧 간경화의 증세를 나타낼 만한 상태) 3명, 간경화 3명, 전이된 간암 말기의 환자 3명에게 LHA(목초액—여기서 사용된 것은 일본에서 건강음료로 시판 중인 목초액이다)를 투여하였더니 놀

랄 만한 효과를 나타냈다는 것이다. 여기서는 그중 간암 환자
의 증례만 소개하겠다.

임상증례 1-51세 남자(간암, 당뇨)

소화 37년(1962년) 검진에서 당뇨가 검출되었지만 이때의 당
뇨는 그 정도가 경미했다. 1975년 경구당뇨병약의 복용을 시작
하였지만, 그다지 열심히 치료를 시행하지 않았다. 1976년 10
월 1일에 입원했으나 입원 일주일 전부터 갑자기 황달이 출현
하여 입원한 지 일주일이 지나면서부터 식욕부진, 구토, 전신
권태감 등의 자각증상이 심해지고 검사 결과 간암으로 진단되
었다.

특히 11월 7일경에는 간암 때문에 전신 증상이 중증이 되고,
남은 목숨이 1~2주일이라고 생각되었다. 이 환자에 대해서 11
월 8일부터 30일까지 매일 100cc의 LAH를 경구 섭취가 불가
능하기 때문에 직접 케뉼라(도관)로 투여, 12월 1일부터 6일까
지 경구 섭취로 매일 23~40cc를 투여, 7일부터는 80cc를 복
용시켰다.

이 결과 복용 2일 후에는 구토, 식욕부진이 현저하게 경감하

고, 전신 상태는 나날이 개선되어 갔다. 황달도 개선되어 빌리루빈도 격감하고, 다량의 인슐린을 사용해도 효과가 없었던 혈당도 LAH 복용 후에는 큰 효과를 나타내어 혈당치는 저하, 황달은 경감되었다.

혈당치가 개선되면서 식사량도 증가하고 체력도 회복되어 화장실에도 혼자서 걸어갈 수 있을 정도가 되었다. 또 복용 전부터 간암은 비대한 경향이 있었지만 종양 크기의 증대는 현저하게 정지되고, 다른 장기에 대한 전이도 확인할 수 없었다.

이 환자를 일례로 충분히 LAH의 생체에 대한 정상화와 암에 대한 약리 효과를 미루어 짐작할 수 있다. 중증 환자에게 규칙적으로 하루 100cc를 복용시켰음에도 불구하고 부작용은 거의 확인할 수 없었다.

임상증례 2-54세 남자(간암)

복강경 검사에서 간암 확진 후, 약 1년간 외래치료를 받고 거의 고통 등의 자각증상이 없는 상태이며, 매우 양호한 경과를 나타낸 증례이다.

당초 LAH를 하루 5~7cc 복용했을 때는 우계갈비부 통증,

전신 권태감, 복부 팽만감 등의 자각증상의 개선은 확인하기 어려웠다. 그렇지만 LAH를 하루 20cc로 증량한 후 확실히 오른쪽인 것 같은 자각증상의 경감을 확인하고, 자전거로 움직여 돌아다니기도 하고 가벼운 밭일을 하기도 하는 등 언뜻 보아서는 건강한 사람과 같은 생활을 할 수 있게 되었다.

상식적인 간암의 경과와 비교해서 특히 피부색의 윤기가 좋았던 것, 얼굴색이 좋았던 것, 아울러 간암이라고 진단되고 나서 1년간 거의 빈혈을 일으키지 않았다고 하는 것 등이 인상에 남아 있다. 암 특유의 각종 고통이 없었던 것 그리고 1년간 생존할 수 있었다고 하는 연명 효과는 LAH 복용의 효과라고 생각할 수 있다.

임상증례 3-70세 남자(간암)

이 병례는 LAH를 하루 100cc 복용 후, 2일째부터 확실히 식욕이 증가되고 복부팽만감이 소실되는 등 위장 증상의 개선을 확인했다. 또 LAH 투여 전까지는 침대 위에 누운 상태였으나 복용 후 눕기도 하고 일어나기도 하는 등, 꼼짝하지 않고 있는 시간이 적어지고 확실히 건강해지기 시작했다.

68

혈청 빌리루빈(정상치는 1.0mg/dl 이하)은 LAH 투여 전 정상치를 보이고 있었지만, 간암의 종양 크기의 증대에 따라 점차 상승하고 18mg/dl라는 이상치를 나타냈다. 그러나 그 후 2주일 후에 혈청 빌리루빈은 9mg/dl로까지 하강하여 더욱 LAH 복용 중의 전체 경과를 통해서 암에 동반되는 여러 가지 고통이 거의 인식할 수 없게 되고 현재는 외래환자로서 경과 진찰 중이다.

일본 후쿠오카 시의 세 명의 개업의들이 만성간염이나 간경화 환자들에게 투여한 결과 GOT, GPT 등의 검사 수치가 150~200 정도의 환자들이 목초액 복용 후 2개월 만에 수치가 정상화되었고 전신 상태도 완전히 회복되었다고 한다. 다음은 그들이 발표한 임상증례이다.

임상증례 4-55세 남자(간경화)

상기 환자는 간경변증으로 어떤 의사도 포기했지만 齊藤 원장의 권유로 LHA를 복용한 결과 약 2개월 정도 후에 완전히 회복되었다. 그때의 혈중 GOT, GPT 결과는 다음과 같았다.

날짜	GOT	GPT
1975년 8월 20일	154	199
8월 30일	130	151
9월 16일	83	171
10월 1일	44	83
10월 5일	8	31

이후 병에서 회복되어 회사 임원으로 일에 몰두하고 있다.

저자 주—GOT, GPT는 간세포, 근육세포, 심장세포 등에 분포하는 효소이다. 이들 세포가 파괴되면 효소의 혈중 농도가 높아진다. 항상 노쇠한 세포가 죽고 있으므로, 정상인에 있어서 이들 효소의 혈중 농도는 0이 아니다. 보통 5~40 정도가 정상치이다. 급성간염에서는 간세포가 급격히 괴사되므로 1,000 이상의 수치를 보이기도 하지만, 전신 증세가 있는 간경화 환자에게 있어서(부서질 간세포도 상당히 줄어 있으므로) GOT, GPT 199라는 수치는 상당히 높은 것이다. 이미 간경화가 되어 있는 상태에서도 계속 간세포의 급격한 괴사가 진행된다는 뜻이니 증례 4의 경우는 조만간 간부전으로 가기 십상인 상태였던 것이다.

永田 박사는 또 다른 임상증례도 발표하였다. 간실질성 황달(담도계의 질환이 아닌 가세포의 질환—간염, 간경화, 간암 등—으로 생긴 황달)을 보이는 환자들에게 목초액을 투여한 결과를 발표하였는데 이 내용도 흥미롭다. 대상이 된 환자 중 A군 6례는(급성간염 4, 만성간염 1, 간경화 1례) 4주 이상 관찰하여도 황달이 개선되지 않은 경우였고, B군 3례는(급성간염 1, 만성간염 1, 간경화 1례) 급격히 황달의 수치가 올라가 2주 만에 목초액을 투여하게 된 경우였다.

30일간 하루에 100cc의 목초액을 투여하였고 황달의 호전(혈중 빌리루빈 수치 감소) 여부와 자각증상의 개선을 분석하였다. 자각 증상은 병석에서 일어나지 못할 정도의 상태에서부터 일상생활에도 지장이 없는 상태까지를 식욕 등의 증세를 첨가하여 5등급으로 나누었고 이의 변화를 체크하였다.

목초액 단독 투여만으로 해결되지 않은 경우가 2례 있었는데, 이때 목초액과 같이 스테로이드를 투여하였다. 이들 경우에서는 스테로이드의 일반적인 합병증인 보름달 같은 얼굴 모양(moon face, 얼굴에 살이 쪄서 둥그렇게 되는 것으로 스테로이드의 장기간 복용 시 흔히 나타난다), 생리불순, 발기부전, 상복부 동통이나 속쓰림(위궤양의 발생유무 체크를 위해) 등을 같이 조사하였다. 요약한 결과는 아래와 같다.

• 모든 증례에서 빌리루빈과 GOT, GPT의 수치는 적절하게 떨어졌으나 A군의 2명에게서는 3일 안에 급격한 감소를 보이지 않아서 스테로이드를 같이 쓰게 되었다. 이 2례는 목초액의 효과가 없는 것으로 판정하였다. 그러나 1명은 목초액을 하루 10ml밖에 복용하지 않은 경우여서 100ml 복용했을 경우 어떠 했는지는 알 수가 없다.

• 자각증상의 경우 3명에게서는 개선의 정도가 매우 좋았고 4명에게서는 뚜렷했지만 1명은 목초액 투여 전의 자각증상이 미미하여 비교할 수가 없었다. 다른 1명은 스테로이드와의 상승 작용이 합쳐졌으므로 판정을 유보하였다.

• B형간염이 4례(급성 2례, 만성 2례) 있었다. 급성간염 1례와 만성간염 2례에서는 바이러스가 사라지는 모양을 보였다 (표면항원(HBsAg)이 양성에서 음성으로 됨).

• 스테로이드를 쓴 2명에게서는 스테로이드로 인한 합병증 (보름달 모양의 얼굴, 위궤양 증세 등)은 보이지 않았다.

• B군의 비대상성 간경화 환자의 경우에는 이뇨제로도 해결

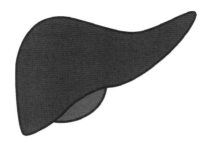

되지 않던 복수와 전신부종이 호전되었다.

• 공복에 고농도로 복용한 2명에게서는 속쓰림 등의 위장 장애가 있었고 내시경상으로 급성위염을 확인할 수 있었다.

원래 실질성 간질환에 의한 황달은 간질환이 회복되면서 같이 좋아지는 것이 보통이다. 그러나 황달이 호전되지 않고 지속되는 경우가 있으며 이때 황달의 수치가 심한 경우에는 대량의 스테로이드(부신피질호르몬)를 투여하게 된다.

이때의 주의사항은 대량의 스테로이드에 대한 부작용이다. 스테로이드 자체로의 부작용으로 체중이 증가하면서 특정 부위가 비대해지고, 위궤양이 생기며 일주일 이상 사용 시 서서히 줄이지 않으면 부신피질 부전증으로 환자가 위험해질 수도 있다.

그러나 더욱 중요한 것은 바이러스성 간염인 경우에 스테로 이드는 금기 중의 하나인데, 이유는 스테로이드를 끊은 후 간 염바이러스의 활성이 심하여져서 간염이 급속도로 악화될 염려가 있기 때문이다.

永田 박사의 증례에서는 9명의 환자 중 4명의 환자가 B형간 염이었고 이 경우에도 목초액을 쓰면서 대량의 스테로이드를 같이 쓰고 있는데 스테로이드의 부작용은 없었다고 기술하고 있다. 간경화에서 이뇨제가 잘 안 듣는 복수가 해결되었다는 것은 고무적인 일이다.

이상의 임상증례를 보면 목초액이 만성 간질환 환자들에게 효능이 있다는 것을 알 수 있다. 물론 임상증례의 경우에 대조 군이 없다는 점을 문제로 들 수는 있겠지만, 모든 증례가 처음 부터 목초액을 사용한 것이 아니라 기존의 치료로 호전되지 않 고 있던 환자들이라는 사실을 감안하면 대조군이 없는 것의 문 제점은 보완되리라 생각한다.

3 당뇨병에서의 효과

▶ 당뇨병이란

당뇨병이란 말 그대로 소변에서 당(포도당)이 나오는 질환을 말한다. 원래 혈액의 포도당 농도가 정상인 경우 신장에서 혈액 내의 노폐물을 거를 때 정상적으로 몸에 필요한 성분은 내보내지 않고 노폐물과 노폐물을 녹일 수 있는 정도의 물을 내보내게 된다. 물론 몸에 물이 과다하게 많으면 물을 많이 내보내 몸 안의 수분을 조절하는 기능도 같이 한다.

이러한 신장의 기능에 이상이 생기거나, 혈액 중 당의 농도가 적정선 이상 높아지면(사람에 따라 다소 차이는 있지만 신장이 포도당을 거르지 못하고 내보내게 되는 역치는 250~300ml/dl 정도이다) 신장에서는 당을 거르지 못하고 밖으로 내보내게 된다. 전자(신장에 이상이 있는 경우)를 특별히 '신성당뇨(renal diabetis)'라 하는데 이 경우는 혈당이 높아지는 일은 없다. 신장을 치료하면 되는 것이다. 당뇨병의 대부분은 후자이고 혈당이 과다하게 높아지는 것이 문제이다.

▶ 당뇨병의 기전

혈당이 높아지는 근본 원인은 체내에서의 당 조절에 문제가 생긴 것이다. 우리 몸에서 혈당을 조절하는 기능은 여러 가지가 있는데, 인슐린이라는 호르몬을 빼고는 다 혈당을 높이는 기능을 한다. 혈당이 높은 것은 단시간에 몸의 움직임을 마비시키거나 죽을 지경에 이르게 하지는 않으나, 저혈당이 생기면 순식간에 사망에 이르기도 하는 위험한 상태가 된다. 그러므로 혈당을 높이는 장치는 이중 삼중으로 되어 있다.

췌장의 꼬리 부분에 있는 랑게르한스 소도의 베타세포에서 분비되는 인슐린은 체세포로 하여금 포도당을 사용할 수 있게 하는 작용을 한다. 체세포는 인슐린의 도움으로 포도당을 에너지원으로 사용하여 자신의 활동을 하게 되는 것이다. 인슐린의 분비가 적거나, 인슐린이 충분히 있어도 제대로 역할을 못 하게 되면 몸의 체세포에서는 당을 사용하지 못하게 되고 자연히 혈액 중의 당 농도가 올라가게 된다.

정상인은 공복 상태에서 당의 혈중 농도가 110mg/dl 이하이고 포도당을 섭취하면 2시간 후에 당의 혈중 농도는 최고치에 달하는데 이 경우에도 200mg/dl를 넘지는 않는다. 췌장의 베타세포가 혈당의 레벨에 맞추어 적절한 양의 인슐린을 능동적으로 분비하기 때문이다. 식사 후 4~5시간이 지나면 몸에서의 혈당은 공복 시와 같은 상태가 된다. 하지만 공복 시에도 혈당을 유지하는(높이는) 호르몬들 때문에 저혈당이 되는 일은 좀처럼 없다.

당뇨환자인 경우 공복 시 혈당이 126mg/dl 이상이고, 포도당을 섭취한 후 2시간이 지나면 200mg/dl 이상이 된다. 여기서 포도당을 섭취한 이후라고 한 것은 음식마다 몸에서 소화되어 혈액에 당으로 흡수되는 시간이 각각 다른 탓이다. 포도당은 섭취 후 곧바로 흡수되기 시작한다. 다른 음식의 경우 소화되어 포도당으로 분해되는 데 시간이 걸리므로 음식 섭취 후 최고 혈당치에 도달하는 시간은 2시간보다 더 늦어지는 것이 보통이다.

▶ 당뇨의 증세

당뇨병의 대표적 증세는 다음(多飮), 다식(多食), 다뇨(多尿)의 삼다(三多) 증세와 체중 감소이다. 혈중에 당이 높아 신장에서 다 거르지 못하여 소변으로 빠져나갈 때는 반드시 물을 끌고 나간다. 소변의 양이 많아지고 급기야는 밤에 자다가도 일어나 소변을 보게 된다. 소변으로 물이 많이 나가게 되면 몸에서는 즉시 물 부족 현상을 뇌에 전달한다. 목이 마르게 되고 자연히 물을 많이 먹게 된다.

혈중에 당은 많이 있으나 사용을 못 하는 세포들은 뇌에다 에너지 부족을 호소하게 되는데 이로 인하여 자연히 식사량이 늘어난다. 하지만 칼로리의 섭취가 늘어나도 세포는 포도당을 에너지로 사용할 수 없으므로 몸이 무기력해지고 체중은 오히려 감소하며 당뇨의 다른 증세(다음, 다뇨)를 더욱 심하게 조장할 뿐이다.

▶ 당뇨의 합병증

당뇨의 합병증은 급성과 만성으로 나눌 수 있다. 급성의 경우는 당대사가 안 되면서 고혈당과 케톤체의 혈중 누적으로 생기는 혼수와 지속적인 고혈당(500mg/dl 이상) 때문에 혈중 삼투압이 높아서 생기는 혼소가 대표적이다. 이 경우는 상당히 급하고 중한 상태이므로 응급실로 직행하지 않으면 목숨을 잃을 수도 있다.

높아진 당의 만성적인 영향은 신경조직과 혈관에 이상을 일으킨다. 혈관의 동맥경화를 증가시키고 이로 인해서 각 장기에도 영향을 미친다. 흔히 문제가 되는 장기는 뇌, 안저(망막), 신장, 심장 등이다. 이로 인해 중풍, 신부전, 허혈성 심질환, 시력 소실 등의 각종 합병증이 생긴다. 신경 계통의 합병증으로 흔한 것은 팔다리의 저림이나 국부적인 마비 등의 증세가 있고 자율신경의 장애가 생기면서 변비나 설사 등을 호소하기도 한다.

당뇨의 모든 합병증은 당을 얼마나 잘 조절하느냐에 달려 있다는 것이 최근의 학설이다. 당 조절이 안 되는 기간이 길면 길수록 만성합병증은 더 빨리 진행되는 것이다. 당뇨에서 당 조절의 중요성이 강조되는 이유이기도 하다.

▶ 현재 시도되고 있는 치료법

당뇨를 완치시킬 수는 없지만 당을 조절할 수는 있다. 경구 혈당하제를 사용하는데 날마다 적당량(사람에 따라 혈당을 조절할 수 있는 양이 다르다. 병원에 가면 검사를 통하여 적당량을 정해준다)을 날마다 정해진 용법에 따라 먹는다. 인슐린의 분비가 전혀 없거나 약에 잘 반응하지 않는 경우에는 인슐린을 사용한다. '병원에서 정해 준' 용량을 '정해진' 시간에 피하 주사한다. 하지만 이러한 치료에도 인슐린이 외부의 자극에 능동적으로 반응하는 것이 아니라서 완벽한 조절은 어려운 실정이다.

최근에는 인슐린의 투여량을 환자가 자신의 상태에 따라 조절할 수 있도록 만든 인슐린 펌프를 사용하기도 한다. 더 진보된 것이기는 하지만 정상인과 같은 완벽한 조절은 어려운 것이 현실이어서 오랜 시간이 지나면 정도의 차이는 있지만 합병증이 나타나는 것이 보통이다.

▶ 당뇨병과 목초액

당뇨병에 목초액을 사용하려는 노력은 이미 체험자들이 있었기 때문이다. 세계적으로 유명한 전자공학의 권위자이며 일본 초과학회의 회장으로도 알려져 있는 하시모토 박사는 1974년 12월 30일 자 일본 초과학회지 '초과학' 제3호에서 목초액에 대한 특집 기사를 실었는데 다음 내용은 그중 일부이다. 여기서 '아톰'은 일본에서 식품 첨가제로 팔리는 목초액의 상품명이다.

〈…내가 목초액을 복용하기 시작한 이래 이 글을 쓰고 있는 시점까지는 한 달밖에 되지 않는다. 그러나 나는 당뇨병과 통풍이 나았으며, 65.5kg이던 체중이 3kg 줄었고(키는 160cm), 쉽게 피곤하고 나른하던 증상들이 없어졌을 뿐만 아니라, 아침에 일어나면서부터 빨리 일을 하고 싶다는 의욕이 생겨 생기발랄하게 되었다. (중략)

나는 5년 전 급작스럽게 당뇨병이 발병해 혼수상태에 빠져 입원을 하였다. 의학박사이신 아버지는 사형선고를 하셨고 의사인 동생도 설령 낫는다 해도 일생 동안 인슐린 주사를 계속 맞지 않으면 안 될 것이라고 했다. (중략)

통풍은 반년 전에 발병하였다. 이것은 발가락이 몹시 아픈 병으로, 그 발작은 10일 정도 지나면 나아지지만 혈액 중에 요산치가 높아 이를 억제시키는 약을 매일같이 평생 먹지 않으면 안 된다는 것이다. (중략)

그런데 이 약들을 끊고 목초액을 먹기 시작하고부터는 두 가지 병이 모두 나았다. 현재는 과음하거나 과식하여도 당은 나오지 않는다.〉

이후로 당뇨병이나 혈당에 대한 목초액의 효과를 알기 위한 실험이나 임상연구가 일본에서는 많이 행해졌고 지금도 많이 행해지고 있다. 목초액이 혈당을 낮춘다는 여러 가지 동물실험과 임상증례가 있다.

동물실험은 비교적 쉽게 할 수 있다. 목초액 투여군과 비투여군에 포도당을 정맥 투여 후 시간의 경과에 따라 혈중 당 농도를 측정하였더니 목초액을 투여한 군에서 혈당이 적절하게 감소하였다.

사람에게도 비슷한 실험을 하였다. 건강한 사람들을 두 그룹으로 나누어 공복 시 혈당을 체크한 후 같은 양의 포도당을 먹었다. 이때 한 그룹은 포도당만, 또 한 그룹은 목초액을 같이 먹었다. 30분 간격으로 혈액을 채취하여 포도당의 농도를 체크하였다. 실험한 결과 목초액 투여 그룹에서 혈당이 적절하게 감소하였다.

'알록산(aloxan)'이라는 물질은 췌장의 꼬리 부분의 인슐린 분비 세포를 선택적으로 괴사시킨다. 그러므로 동물에게 알록산을 투여하면 당뇨에 걸린 동물을 쉽게 만들 수 있다. 경동맥(頸動脈)을 통해 알록산을 충분히 투여하면 인슐린의 분비를 전혀 못 하는 쥐를 만들 수 있는데, 이때는 혈당치만 높아지는 것이 아니라 소변에서 단백과 케톤체가 나오며 혈뇨도 보이게 된다.

이렇게 당뇨병이 생긴 쥐를 방치하면 3개월째에는 발기부전, 백내장이 생긴다. 알록산 투여로 당뇨가 된 쥐들에게 5% 목초

희석액을 물 대신 먹인 그룹에서는 당뇨의 증상인 다식(多食), 다뇨(多尿)의 증세가 현저하게 줄어들고 3개월 후에도 백내장이 생긴 개체는 한 마리도 없었다.

당뇨 환자에게 있어서 목초액이 혈당을 낮추는 기전에 대해서는 아직 밝혀지지 않았지만, 기전을 시사하는 흥미로운 임상 증례가 있어 소개한다. 물론 일본의 예이다.

임상증례 5-당뇨, 고혈압, 발기부전

1973년 k 씨(63세, 남, 157cm, 54kg)는 갑작스러운 당뇨 증세(다식, 다음, 다뇨, 체중 감소)로 병원에 왔었다. 85kg이나 되는 비만이었으나 갑자기 몸에 살이 빠지고 전신 권태감을 호소했다. 하룻밤에 사이다를 12병이나 마실 정도로 갈증을 호소하였고, 밤에는 잦은 소변으로 잠을 이룰 수 없을 정도였으며 발기부전이 있었다. 내원 시에 이미 고혈압과 만성기관지염이 있었다. 수축기 혈압은 180~220, 이완기혈압은 100~120을 보였다.

환자는 목초액을 복용하면서 경과가 좋아지기 시작하였다. 처음에는 목초액을 하루 10cc 복용시켰는데 거의 효과가 없었다. 하루 양을 30cc로 늘린 후부터 혈압이 정상으로 되고, 발기부전이 좋아졌다. 물을 덜 찾게 되었고 혈당이 개선되었다. 이 환자의 경우 포도당 50g을 경구 투여하고 매시간 혈당과 혈중 인슐린 농도를 측정하는 당부하 검사를 시행하였는데, 이 결과가 흥미롭다.

5월 4일

시간(분)	0	30	60	90	120
혈중 당 농도(mg/dl)	180	260	310		345
혈중 인슐린 농도(uU/ml)	15	15	10		9

11월 27일

시간(분)	0	30	60	90	120
혈중 당 농도(mg/dl)	120	145	170	110	105
혈중 인슐린 농도(uU/ml)	15	15	10	25	16

12월 4일

시간(분)	0	30	60	90	120
혈중 당 농도(mg/dl)	90	130	165	175	110
혈중 인슐린 농도(uU/ml)	16	17	24	25	16

임상증례 6-당뇨, 당뇨병성 망막증, 발기부전

　P 씨(63세, 남, 156cm, 60kg)는 46세 이후 살이 쪄서 53세 때에 75kg이 되었다. 이후 1년마다 1kg씩 체중의 감소가 있었다. 소변량이 늘고, 피부가 가렵고, 전신이 나른하고, 목이 마르고, 발기부전과 당뇨의 여러 증상이 있던 환자이다.

　1976년 입원하여 6월부터 목초액을 복용하기 시작하였다. 처음에는 하루 7cc를 복용하였으나 별 효과가 없었다. 7월부터 양을 늘려 하루 30cc, 이후에는 70cc까지 양을 올렸는데 이때에는 여러 증상이 확연히 호전되었다. 야뇨(nocturia)가 거의 한 시간 간격이던 것이 밤새 한 번으로 줄었고 발기부전이 호전되었다. 망막증으로 나타나던 눈의 깜빡거리는 느낌이 사려졌고 손발의 저림도 나았다. 10월에 시행한 당부하 검사에서도 정상을 보이고 있다.

　혈중 인슐린은 '음식 등의 섭취로 혈당이 높아지면' 저절로 높아져서 혈당을 조절한다. 당뇨 환자는 이러한 조절이 되지 않으므로, 외부에서 혈당 강하제나 인슐린을 사용하는 경우에도 정상인과 비슷하게 완벽한 혈당 조절이 어렵다는 사실은 앞에서 설명하였다.

85

그러나 임상증례 5에서는 인슐린의 혈당에 대한 반응도 정상화되어지는 것을 볼 수 있다. 다시 말하면 목초액이 혈당을 떨어뜨리는 과정은 인슐린이나 혈당 강하제와는 다르다. 몸에서 인슐린의 기능을 정상화시켜 주는 작용을 한다. 혈당을 떨어뜨리는 것이 아니라 정상화시키는 것이라고 봐야 한다.

혈당을 떨어뜨리는 경우에는 부작용으로 저혈당이 올 수 있지만, 목초액의 경우 당을 정상화시키는 작용을 하므로 저혈당을 초래하는 경우는 없는 것이다. P 씨와 k 씨 모두에게서 다른 증세와 함께 발기부전의 호전을 보였는데 이 또한 주목할 만한 일이다.

4 해독작용

농약을 뿌리는 농부들에게 있어 어느 정도의 농약 중독은 피할 수 없다. 일본의 한 연구에 의하면 과수원에서 농약을 뿌리는 농부들을 대상으로 목초액을 투여한 결과, 농약 중독의 증세가 현저히 감소하였다고 한다. 다음은 몇 가지 약물에 대한 목초액의 해독작용을 살펴보자.

▶ 그라목손(paraquat, 파라쿼트)

'그라목손'이라는 제초제는 독하기로 유명하다. 이 약을 살포할 때 식물의 잎에 한 방울이라도 튀면 잎에 금방 구멍이 나고 만다. 그라목손은 위장관에 심한 자극을 주고 신장기능을 억제한다. SOD를 억제하여 호흡기를 파괴하고 폐의 섬유화를 진행시켜 마침내는 호흡부전 상태를 일으킨다. 찻숟가락으로 한 숟가락 정도 되는 용량으로도 생명을 앗아갈 만큼 치명적이다. 그라목손을 먹은 후에 1~5일 사이에 호흡곤란, 발열, 피곤함, 위장장애 등이 생긴다. 심한 경우 근육통이 악화되어 1~2일 사이에 사망할 가능성이 높다.

입으로 마신 경우 구강점막, 인후부, 식도 등에 궤양이 심해져 음식물의 섭취가 어렵다. 폐의 섬유화는 상당히 빠른 속도로 진행되는데 간질성 섬유화와 폐포염에 의한 섬유화가 동시에 진행된다.

우리나라에서 농약 중독으로 사망하는 사람 중에는 자살하기 위해 그라목손을 먹는 사람들이 많다. 이 경우 병원에서는 보호자에게 살 희망이 없다고 얘기하는 것뿐이다. 그라목손에 대한 대부분의 논문에서도 살아난 케이스는 극소수이다.

필자의 경우도 수백 명의 그라목손 중독 환자 가운데 겨우 몇 명만을 살렸는데 그들은 많은 양을 먹지 않은 경우였다. 그럼에도 불구하고 대량의 스테로이드를 사용하였기에 그라목손 중독에서 회복된 후에도 스테로이드의 부작용을 없애느라 또 한 번 진땀을 빼야 했다.

그라목손을 먹은 환자들의 죽기 전 모습을 보면 그라목손이 닿은 곳(구강점막, 혀, 인후부, 식도 등)은 모두 세포의 괴사가 일어나 표면이 헐어 있다. 그라목손이 내는 발생기산소(활성산소)의 영향이다. 이런 환자들에게 목초액은 희소식이다. 앞에서도 설명했다시피, 목초액은 발생기산소를 억제하므로 그라목손 중독 환자에게는 아주 적절한 치료제라고 말할 수 있다.

▶ 부신피질호르몬(코티코스테로이드)

사람 몸의 신장 위에는 '부신'이라는 기관이 있다. 이곳에서는 몇 종류의 호르몬을 분비하는데, 그중의 하나가 피질에서 분비되는 코티코스테로이드이다.

코테코스테로이드 성분은 화학적으로 정제되어 약품화되었는데 이는 부신피질호르몬의 작용이 정말로 놀랍기 때문이다. 염증 반응을 완화시켜서 모든 염증성 질환의 현증(現症)을 없애 준다. 열이 나던 사람의 열이 떨어지고, 염증에 의한 부기가 사라지고, 통증이 경감된다. 기운 없는 사람에게는 힘을 북돋워 준다. 식욕이 증가되고 몸에 사이 붙는다.

몸에 스트레스가 가해지면 부신피질호르몬의 분비는 급격히 올라가서 몸을 보호하게 되는데, 최근에는 인위적으로 많은 양의 스테로이드를 투여하여 질병의 치료에 기대 이상의 효과를 노리기도 한다.

하지만 부신피질호르몬을 장기간 또는 고용량으로 사용하는 경우에는 그 부작용이 또한 대단히 심각하다. 위, 십이지장에 궤양이 생기거나 악화된다. 골다공증이 심해지고, 원치 않는 체중 증가가 생긴다. 부신피질 부전증에 빠지면 스테로이드 중단 시 몸을 움직일 수 없는 상황에 처하기도 하고, 중증 감염이 생기기도 한다. 환자의 부신피질부전증을 모른 채로 응급 수술이라도 하게 되면 사망에까지 이를 수도 있다.

그렇기에 부신피질호르몬은 의사의 처방하에 엄격히 사용이 제한되어야 하는데도 한국의 실정은 그렇지 못하다. 때문에 부신피질호르몬의 사용 후 나타나는 후유증을 호소하며 병원을 찾는 환자들을 종종 보게 된다. 실제로 부신피질호르몬은 의약 분업이 안 된 한국에서 항생제와 함께 오남용이 심한 약 중의 하나이다.

한국의 약 오남용에 대한 문제 제기는 어제오늘의 얘기가 아니다. 1998년에 국내 제약회사의 전체 매출이 7조 6천억 원이었는 데 반해 병, 의원에서 진료하는 데 사용된 약은 보험 통계치를 살펴볼 때 2조 5천억 원에 불과하다. 5조 1천억 원어치의 약이 병, 의원이 아닌 경로를 통하여 유통되고 있는 실정이다. 이중의 부신피질호르몬의 오남용이 특히 문제가 되는 이유는 아래와 같다.

1. 값이 싸다.
2. 각종 질환에 급속한 증상 완화를 가져다준다('빨리빨리'가 대명사가 되어버린 한국 환자들의 입맛에 딱 맞는다).
3. 일반인들이 약국 등지에서 손쉽게 구할 수 있다.
4. 부작용으로 인한 후유증이 심각하다.

물론 의사의 처방하에 쓴다고 해서 부작용이 없는 것은 아니다. 부작용을 감수하고라도 쓸 상황이었는지가 중요하다. 고용량의 스테로이드를 장기간 투여하게 되면 체내에서 정상적으로 부신피질호르몬을 분비하는 부신피질(코티코스테로이드의 혈중 농도가 높으니)이 호르몬 분비를 중단하게 되어 결국에는 부신피질부전증에 빠지게 된다.

이러한 상황에서는 원래의 질환에서 몸이 회복되더라도 부신피질호르몬의 복용을 멈출 수가 없게 된다. 부신피질호르몬의 원치 않는 장기 투여가 불가피하게 되고 부작용은 더욱 심각해지는 것이다.

고용량의 부신피질호르몬을 사용할 때에 목초액을 같이 사용하면 스테로이드의 부작용을 줄일 수 있는 예는 앞에서 황달이 심한 실질성 간염의 예에서도 나왔었다.

고용량의 스테로이드를 한 달 동안이나 사용하였지만 스테로이드에 의한 부작용은 없었다. 특히 B형간염에서는 스테로이드를 금기시하는데 이유는 스테로이드를 사용하는 동안은 별일이 없으나 끊고 나면 갑자기 간염이 심해져서 혈중 GOT, GPT 등의 수치가 급격히 올라가고 심하면 전격성 간염으로까지 가기도 한다. 그러나 永田 박사의 증례에서는 그런 경우가 없었다.

목초액은 신기하게도 부신피질호르몬의 중독으로부터 몸을 보호하여 준다.

▶ 항암제

암의 치료로 항암제를 쓰는 경우가 종종 있다. 수술 후에 쓰기도 하고 수술이 없이 항암제만 단독으로 사용하기도 한다. 항암제는 말 그대로 암세포를 죽이는 약인데, 좋은 항암제가 되려면 선택적으로 암세포만 골라서 죽이고 정상세포에는 별 영향이 없어야 한다. 하지만 아직까지는 선택성이 우수한 약이 많지 않아서 부작용이 많은 실정이다. 정상세포 중에서도 계속 자라거나 세포 분열이 활발한 집단의 세포들이 항암제의 피해를 많이 보게 된다.

항암제의 부작용으로 가장 흔히 보는 것이 탈모, 구역, 혈액세포(백혈구, 적혈구, 혈소판 등)의 감소 등이 있고 식욕부진, 전신 무력감 등의 증세가 오는 경우도 흔하다. 목초액을 항암제 치료 시 같이 복용하면 신기하게도 항암제의 부작용을 많이 줄여 준다. 물론 항암제의 치료 효과를 반감시키지는 않는다. 안양에 거주하시는 박지선 씨는 다음과 같이 말하고 있다.

〈내 병명은 유방암, 작년 11월 말 유방암 2-3기의 진단을 받은 뒤 왼쪽 유방과 임파선 절제 수술을 받고 치료 중인 환자이다. 암에 대한 사전 지식도 없었고, 나는 아니겠지 하는 마음으로 관심조차 갖지 않았던 암!

작년 11월 어느 날, 우연히 왼쪽 가슴에 밤알 크기만 한 응고체가 손에 잡히는 순간 전율을 느꼈다. 암이 아닐까 하는 두려움으로 안양의 어느 종합병원을 찾아 검사를 하니 결과가 좋지 않다며, 영동 세브란스병원 이 박사님을 소개해 주었다. (중략)

그곳에서의 재검 결과 유방암 2-3기로 진단되었고 나는 작년 12월 1일 우리 부부의 결혼 22주년 기념일에 왼쪽 유방과 임파선을 절단하는 수술을 받았다. 하느님께 내 모든 걸 의탁하고 하느님만을 생각하며 수술대에 눕던 일, 마취에서 깨어났을 때 흐릿하게 보이던 남편과 친지들의 모습, 퇴원하여 집으로 올 때의 그 기쁨…. 이제는 웃으면서 회상할 수 있는 옛일이다.

병이 생기니 약도 많았다. 만나는 사람마다 뭐 먹고 나왔다, 뭐 먹고 나왔다 하는데 정신이 혼미할 정도였다. 지푸라기라도 잡고 싶은 게 암 환자의 심정 아닐까? 병원 치료 외에 무엇을 먹을까 고민도 많이 했다.

독한 항암제 주사를 맞기 시작했다. 두 번째부터 머리가 빠지더니 손톱이 죽어 가기 시작했다. 이 독한 주사를 어떻게 12번이나 맞을 수 있을까? 두려움이 앞서고 겁이 났지만 살아야겠다는 일념으로 인내할 수 있었다. 메스꺼운 속을 달래며 닥치는 대로 먹으려고 노력했고 추운 겨울에도 몸을 감싸고 자꾸

걸으려고 애썼다.

　그러던 어느 날, 항암제 주사를 맞기 위해 기다리던 중 두 아주머니의 대화가 들려 왔다.

　"우린 그것만 먹으면 살 수 있어!"

　그래서 알게 된 것이 목초액이었다. 나보다 먼저 목초액을 복용하고 계시던 그분들은 머리도 안 빠져 있었다. 그것이 신기해서 나도 먹기 시작하였다. 그때가 8번째 주사를 맞은 후였는데, 머리가 다 빠지고 손톱은 새까맣게 죽어 있었다.

　수술 후부터 먹던 녹즙과 함께 목초액을 열심히 복용하기 시작했더니 내 모습이 변하기 시작했다. 죽었던 손톱이 살아나고, 머리가 검게 나기 시작하더니, 이제는 목초액 복용 2개월! 피부와 머리와 손톱이 거의 수술 전의 모습으로 되돌아오고, 재검 결과 초음파와 X선 사진도 아주 좋았다.〉

　송이 엄마라고 자신을 밝힌 또 다른 유방암 환자는 다음과 같이 말하고 있다.

　〈유방암(1기) 수술 후 1998년 3월 5일부터 항암 치료를 받기 시작했다. 항암 치료는 15일에 한 번씩 받는데, 목초액을 항암 치료 3번째부터 사용하여 한 달 만에 항암 치료 시 부작용으로 나타나는 탈모 증상이 완화되고 피로가 없어졌다. 혈액이 맑아지고 알레르기성 비염이 없어졌다. 발톱 무좀이 없어지고 치질이 호전되는 등 엄청난 효과로 현재 본인은 물론 친지, 가족 모두 다 같이 목초액을 사용하고 있다.〉

위의 두 분은 지금은 건강한 모습으로 살아 계시다.

▶ 4염화탄소

4염화탄소는 간에 독성 작용을 일으켜 간세포를 괴사시키는 물질이다. 목초액은 4염화탄소의 간에 대한 독성 작용을 훌륭히 해독시켜 준다.

최근의 한 국내 실험 결과를 보자. 흰쥐에 4염화탄소를 투여하여 간(肝)에 손상을 준 후 혈중 GOT, GPT 및 Alkaline Phosphatase의 활성도를 측정한 결과 48시간에 최고치를 나타내었다. 반면 4염화탄소와 정제된 목초액을 동시에 투여한 경우(정제된 목초액이 4염화탄소에 직접적으로 영향을 미쳐) GOT는 34%, GPT는 22%나 하강하였으며 Alkaline Phosphatase는 다소 늦게 영향을 나타내서 손상된 조직의 해독 효능을 확인하였다.

일본에서 한 실험은 더 확실한 결과를 보여준다. 쥐에게 과량의 4염화탄소를 투여하면 간의 급격한 괴사가 일어나 사망에 이르게 된다. 간의 괴사는 부검으로 간단히 확인할 수 있다. 그러나 4염화탄소를 목초액과 같이 투여한 군에서는 사망한 예가 거의 없었고 부검하여 보았을 때 간 조직의 괴사도 거의 없거나 현저하게 적었다.

위 실험만으로는 목초액이 독성 물질로부터 간세포를 보호하는 효과를 나타내었는지 아니면 4염화탄소 자체를 중화시킨 것인지를 밝히지 못한 것이 아쉽다.

4염화탄소의 간에 대한 독성 작용은 이미 알려져 있는 것이어서 실험 대상으로 적합하지만 다른 독성 물질은 간에 대한 독성 작용의 계측이 어려워서 그러한 실험을 진행하는 데에 한계가 있었을 것이다.

5 피로 회복 및 만성피로 해소

목초액을 복용하는 대부분의 사람들은 몸의 피로가 사라지고 활력이 넘친다고 한다. 필자와 가까운 분 가운데 연세가 80이신 어른이 계신다. 그분은 만성폐색성 폐질환과 만성기관지염으로 조금만 걸어도 숨이 차서 지하철 계단을 오르지 못하였는데, 목초액을 복용한 지 한 달이 지나자 지하철 계단을 거뜬히 오를 정도로 활력이 넘치고 피로도 사라져 낮잠을 자는 일도 거의 없어졌다.

경기도 용인에 사시는 70세 노인 J 씨도 다음과 같이 말하고 있다.

〈70이란 나이 탓인지 관절에 이상이 오고 온몸이 말을 듣지 않았습니다. 근래에는 거동이 불편하여 바깥출입도 못하던 차에 이웃에서 영림수(목초액의 상품명)를 권하여 먹게 되었습니다. 지금은 먹은 지 약 2개월이 채 안 되었는데, 주위에서 놀랄 만큼 좋아져서, 밥도 잘 먹고 바깥 출입하는 데도 별로 피로를 느끼지 못하겠더군요. (중략)〉

40대 주부인 N 씨도 다음과 같이 말하고 있다.

〈…음용하고부터는 머리도 맑고 몸도 젊어지는 듯한 기분에 더욱 열심히 먹게 되었습니다. 음용한 지 약 2개월쯤 지나서부터는 늘 피곤하고 두통이 있던 것들이 거짓말같이 말끔히 없어지고, 잠자기 전에 그렇게 쑤시고 아프던 장딴지의 근육통 역시 사라져버렸으며… (중략)〉

피곤이나 피로가 사라지거나 적어졌다는 것은 목초액을 복용한 대부분의 사람들이 증언하고 있다. 그 기전이 무엇인지는 잘 알 수 없으나, 현재 의학적으로도 피곤의 원인을 정확히 규명하지 못한다는 것을 생각하면 크게 이상한 일이 아니다.

단지 근육의 피로에 대한 개략적 이론은 이렇다. 운동에 필요한 에너지가 갑자기 사용되는 경우 산소가 부족하여, 포도당이 분해되어 에너지를 생성하는 과정에서 TCA회로를 거치지 못하게 된다. 이 경우 다른 경로로 에너지를 생성하게 되는데, 이때 부산물로 젖산이 생긴다. 젖산의 축적이 많아지면 근육이 피로하게 되어 운동성이 떨어진다. 사람에게 에탄올(술 속의 알코올)을 섭취시킨 후 목초액을 복용시키면 대조군보다 혈중 젖산 농도가 시간이 지남에 따라 감소한다는 실험 결과가 있는

데, 이것이 피로의 개선과 관계가 있을 수도 있겠다.

현대 의학으로도 만성피로를 원인으로 찾아오는 환자들에게 (전신 질환이 없는 경우) 뾰족한 처방을 할 수 없는 실정이다. 피로의 원인이 각종 스트레스나 우울증인 경우 항불안제제나 항우울제가 도움이 되기도 하지만 반드시 그렇지도 않으니 문제이다.

서울의 한 크리닉에서는 만성피로증후군의 전문의를 자처하며 만성피로 환자들을 진료하시는 원장님이 있다. 물론 진료를 하시는 원장님은 만성피로에 정통하시다. 실제로 호전되는 환자들이 많다. 그러나 치료를 중단하면 다시 원상태로 돌아가는 경우도 많다.

이곳에서 피로의 치료제로 주요 이용하는 제재는 스테로이드와 항우울제이다. 항우울제의 경우 유럽에서는 널리 쓰이고 있다. 대표적인 약으로 '프로작'이라는 상품이 있는데, 유럽에서는 이 약이 '행복의 약(drug of happiness)'으로 알려져 있을 정도이다. 스테로이드의 경우 식욕을 증진시키고 불필요한 염증 반응을 억제하여 여러 가지 증상을 개선시킨다. 그러나 장기간 투여 시 부작용은 이미 널리 알려져 있다.

거기에 비하면 목초액은 자연식품으로 중독성이 없고, '정제된 목초액을 사용하면' 독성이나 부작용이 전혀 없다고 할 수

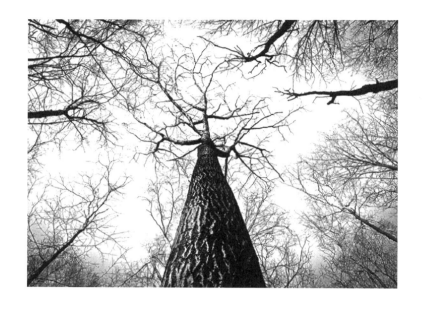

있다. 뒤에서도 설명하겠지만 목초액은 혈중 에피네프린의 농
도를 감소시켜 교감신경계의 작용을 억제하고 부교감신경계의
작용을 강화시키는 성질이 있다. 이 때문에 스트레스에 의한
각종 질환의 증세 완화도 뚜렷하다. 정말 신기할 따름이다.

6 혈중 알코올 농도 강하 및 숙취 제거

애주가들의 소원은 술자리에서 덜 취하고 다음 날 숙취에서 해방되는 것이다. 술을 마셔서 알코올의 혈중 농도가 적당히 높아지면, 중추신경을 억제하여 긴장이 풀어지고 감정이 고조되어 축제나 만남의 자리에서는 필수적이다. 가벼운 한잔은 긴장을 푸는 데도 도움이 된다. 그러나 과음은 항상 문제를 일으키고 후유증을 남길 수 있으니 술을 통해 애주가의 소원을 다 이루기는 쉽지 않은가 보다.

술에 포함된 알코올은 구강점막에서 소량, 위에서 25%, 나머지는 장에서 흡수된다. 흡수된 알코올은 체내에 골고루 퍼진다. 간에서 98%가 분해되고 나머지 2% 정도는 땀이나 호흡으로 방출된다. 그러므로 위의 상태와 체내의 알코올 분해 능력에 따라 알코올의 흡수가 결정된다.

일반적으로 알코올의 흡수를 조장하는 요인은 다음의 표를 통해 알 수 있다. 혈중 알코올 농도는 간의 알코올 분해 능력과 체격의 차이에 따라 달라진다. 알코올 혈중 농도에 따라 음주 후의 반응이 달라지는데 이 때문에 음주 운전의 단속은 혈중 알코올 농도를 기준으로 한다.

만성적으로 술을 마시는 사람들은 혈중 알코올 농도가 높아
도 이에 대한 반응이 적게 나타날 수 있다.

알코올 흡수를 결정하는 일반적 요인

	흡수 증가 요인	흡수 감소 요인
식사	공복 상태	고지방, 고단백 음식
농도	10~20%	
첨가물	탄산음료	
정서상태	혼자 마실 때 우울할 때	어울려 마실 때 축제 분위기인 경우

혈중 알코올(에탄올)농도에 따른 신체 변화

알코올 농도 (g/dl)	증상	
	가끔 마시는 경우	만성적으로 마시는 경우
0.05~0.1	기분이 좋아지고 행동이 조금씩 흐트러진다.	변화가 거의 없다.
0.1~0.2	발음이 꼬이고 휘청거리기 시작한다. 졸기 시작한다. 토할 것 같다.	멀쩡해 보이거나 약간 취한 듯하다. 기분이 좋아지기 시작한다.
0.2~0.3	의식이 없어지고 호전적이 된다. 분별력 이 없어지고 앞뒤가 안 맞는 말을 한다. 토한다.	정서적인 변화가 있고 운동 장애가 생긴다.
0.3~0.4	의식이 없어진다.	꾸벅꾸벅 졸기 시작한다.
0.5 이상	호흡이 억제되고 심하면 사망에 이를 수도 있다.	의식이 사라지고 분별력이 없어진다. 혼수상태가 된다.

숙취의 원인은 아직 완전히 알려지지는 않았지만 알코올 분해의 부산물인 아세트알데히드가 아닌가 생각된다. 알코올은 간에서 아세트알데히드로 분해되는데 이것을 다시 분해시키는 알데히드 디하이드로지네이즈(aldehyde dehydrogenase)가 부족하거나 알코올의 섭취가 과다하게 되면 알데히드의 혈중 농도가 상승하면서 불쾌감을 느끼고, 가슴이 두근거리며, 진땀이 나고, 두통, 호흡곤란, 구토 등이 일어나게 된다. 심하면 어지러움을 호소하다가 실신하거나 혼수 상태에 빠지기도 한다. 음주 후에 항상 이런 현상이 생기는 사람들은 술을 삼가야 할 것이다.

술자리에서 목초액을 술에 첨가하거나 희석된 목초액을 음주 전후 복용한 경우, 대다수의 사람에게 있어서 취기가 덜하였고 두통을 거의 호소하지 않았다. 다음 날 아침에 술 마시지 않은 날처럼 거뜬하였다고 한다.

필자와 가까운 후배는 사업상 거의 매일 술자리를 갖곤 하는데 필자의 소개로 목초액을 복용한 이후로는 끔찍하던 술자리에 자신이 생겼다고 고마워하고 있다. 필자가 목초액 사용 중 제일 먼저 효과를 본 것도 이러한 작용이었다. 목초액이 알코올을 분해, 제거하는 역할을 하는지 아니면 간의 알코올 분해를 도와주는 역할을 하는지는 알 수 없으나 이것만으로도 목초액은 필자에게 놀라움을 주었다. 술좌석에서 주변의 사람들에게 권하여 본 결과도 한결같았다.

일본과 국내에서 행해진 동물시험과 인체실험은 공통적으로 다음의 사실을 보여준다. 알코올을 투여한 군과 알코올과 목초액을 같이 투여한 군을 비교하면, 사람이나 쥐 모두에게서 시간이 지남에 따라 목초액을 투여한 군에서 혈중 알코올과 젖산의 농도가 적절하게 감소되었다. 물론 이제까지의 모든 실험이 알코올 농도를 저하시키는 기전을 밝힌 것은 아니지만 이것만으로도 대단한 효과라 아니 할 수 없다.

최근에 행해진 예비실험의 예를 보자. 이 실험은 본 실험을 하기 전의 예비실험(pilot study)으로, 적은 비용으로 실험의 타당성을 예측하기 위하여 행해진 것이며 발표된 논문에 실린 것은 아니다.

10명의 건강한 사람들에게 소주 반병을 30분에 걸쳐 마시게 하였다. 혈중 알코올 농도 측정은 내쉬는 숨으로 혈중 농도를 측정하는 음주 측정기를 사용하였다. 음주 직후의 혈중 농도는 0.066~0.126이었다. 즉시 1.5% 목초 희석액 75cc를 복용한 후 다시 30분을 기다려 측정한 결과 모든 사람들의 혈중 알코올 농도는 처음보다 30~50% 떨어진 수치(0.036~0.069)였다.

목초액이 사람의 혈중 알코올 농도를 감소시키는 기전은 알 수 없지만 혈중 알코올 농도를 떨어뜨리는 사실은 분명하다.

많은 사람들이 알다시피 혈중 알코올 농도 0.05 이상이면 음주 운전 단속의 대상이 되고, 0.1 이상이면 운전면허가 취소된다. 그러나 여기서 강조하는 것은 목초액의 효능이다. 목초액을 곁들여서 음주한 후에는 운전하여도 된다는 이야기가 아니니 오해는 없으시길 바란다. 음주운전은 자신과 주변 사람의 행복을 일순간에 빼앗아 갈 수 있는 재앙의 근원이 된다.

음주 다음 날의 숙취 제거 효과에 대해서는 아직 확실한 원인을 알 수 없다. 많은 사람들의 한결같은 증언은 음주 다음 날 두통이 없거나 적고, 몸의 피로가 없다고 한다. 과음 후에 볼 수 있는 관절이나 근육의 저림도 없다고 한다. 목초액이 몸에 축적된 젖산을 제거하는 것과 숙취 제거 능력의 관계 유무는 더 두고 볼 일이다.

⑦ 난치성 무좀에도 효과적

병원에서 건강보험공단에 청구하는 자료를 살펴보면, 가장 많은 것이 호흡기질환이고 그중에서도 상기도염(감기)이 1위이다. 자료에는 나타나지 않지만 실제로 이보다 더 높은 이환율을 가진 질환이 있다면 바로 무좀이다. 한국 사람이 가진 질환 중 앓고 있으면서도 병원을 찾지 않는 질환의 대표적인 것이 무좀이다. 죽을 병이 아니니 바쁜 시간을 쪼개어 병원에 가기도 쉽지 않다. 최근에는 잘 듣는 치료 약이 개발되어 있으나, 여전히 무좀으로 고민하는 사람들이 줄지 않고 있다.

이러한 추세에도 신기한 것은 온종일 꼭 죄는 신발을 신고 일하는 숯 굽는 사람에게는 무좀이 거의 없다는 사실이다. 예부터 산에서 일하는 사람들 사이에서는 숯 굽는 연기에서 채취되는 목초액이 무좀에 효과가 있다는 것이 체험적으로 알려져 있어 민간요법으로 전승, 사용되어 왔다.

무좀에 대한 민간요법이라면, 식초에 무좀이 있는 발을 담그는 방법이 있다. 이 효과에 대해서는 의학적으로 인정된 것은 아니다. 실제로 초산이 무좀균(백선균)을 죽이는 힘이 있는 것은 아니지만 같은 초산을 주성분으로 하는 자연산 목초액을 사

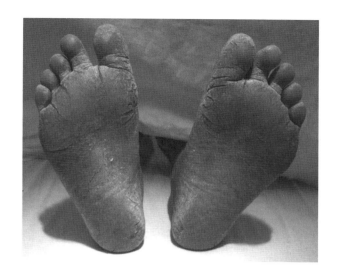

용하여 심한 무좀을 퇴치한 사람이 수없이 많다는 것도 또한 사실이다.

무좀균을 죽이거나 억제할 수 있는 약이 많은데도 무좀을 완치시키기 어려운 이유 중의 하나는 무좀이 잘 생기는 발의 해부학적인 특징과 밀접한 관계가 있다.

발바닥은 피부 가운데 유난히 두꺼운 곳으로, 이는 각질층의 두께가 두껍기 때문이다. 각질층은 케라틴이라고 하는 단백질이 시스틴 결합하여 그물눈처럼 되어 있는데, 그것이 수십 층이나 겹겹이 덮여 있어 매우 튼튼한 구조이다.

이곳에는 혈관이 잘 미치지 못하고 땀샘은 있으나 살균력이 있는 지방산을 분비하는 피지샘은 없다. 무좀균이 발바닥의 각질층에 달라붙으면 지방산의 방해가 없으므로 발바닥 전체에 퍼지게 된다.

먹는 약은 혈관의 분포가 좋지 않으니 효과가 약하다. 바르는 약은 항균제와 각막박리제가 있는데 환부에만 바르면 바르는 곳은 효과가 있지만 발바닥 전체에 바르지 않는 한 완치가 어렵다. 따라서 무좀을 완치하려면 환부뿐 아니라 발 전체를 넓고 깊게 공략해야만 한다.

목초액은 살균력이 강하고 또한 피부에 침투하는 작용이 뛰어나므로 그 유효 성분이 각막층의 케라틴과 화학적으로 결합하여 각막층에 서식하고 있는 무좀균을 완전히 퇴치하여 주는 것이다. 목초액으로 무좀을 고친 사람들의 체험담에 따르면, 환부에 바르는 것보다 10배로 희석한 액에 발 전체를 담그는 것이 효과적이었다고 한다. 환부에만 발라도 효과가 있지만 발바닥 전체를 공략하지 않으면 완치가 어려운 것이다.

무좀이 있는 사람의 신발에는 무좀균이 있게 마련이다. 이를 퇴치하지 않으면 재차 감염이 되어 완치를 해도 소용이 없다. 운동화나 구두에 목초액 10배 희석액을 스프레이로 뿌린 후 잘 건조시키면 무좀균이 사라진다.

8 성기능 강화

필자와 가까운 80세 되신 어른에게 목초액을 소개하였다. 몇 달간 복용하신 후 고충을 토로하시는데, 아침이면 그것(?)이 서서 늙은 부인과 해결할 수도 없기에 한 달에 2회씩 퇴폐 이발소에 다니신다는 말을 듣고 속으로 웃은 적이 있다.

정상적인 사람들에게 목초액이 성기능을 강화시키는 기전을 설명할 수는 없지만 당뇨가 심하거나 만성간질환 환자들이 목초액을 복용한 후 전신 증상이 호전되고 나면 한결같이 발기기능이 되살아났다고 증언하고 있다.

실제로 당뇨의 합병증으로 발기기능의 저하가 있는데, 목초액이 아니더라도 당뇨가 조절되면 발기기능이 좋아진다는 사례는 많이 보아왔다.

물론 목초액을 사용하여 당뇨가 호전된 경우에도 발기기능이 당연히 좋아진다. 하지만 나이에 따른 남성 기능의 저하가 목초액으로 호전된다고 하는 것은 신기한 일이다.

목초액이 성호르몬의 기능을 보충하는 것인지 아니면 혈관의 수축 이완에 작용하는지는 분명치 않지만 자율신경계에 작용한다는 근거는 있다. 쥐와 토끼에 실험한 결과 부교감신경계를

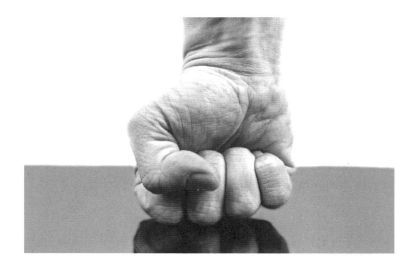

자극하는 '아세틸콜린'이란 신경전달물질의 작용을 강화시키고, 교감신경을 자극하는 물질인 '에피네프린'의 독성을 감소시킨다. 혈관의 수축, 이완도 자율신경계의 권한인 만큼 남성 성기능 강화 작용이 이러한 작용과 관계가 있을지도 모르겠다.

⑨ 장염 치료 및 장기능 개선

▶ 장염과 목초액

설사의 원인은 장염, 기능성 대장 장애, 음식물 알레르기로 크게 나눌 수 있다. 장염의 원인은 감염이 절대적이다. 일종의 면역성 질환인 궤양성 장염도 있지만 아직 우리나라에서는 희귀한 질환에 속한다.

감염성 장염의 원인으로는 세균, 바이러스가 대부분이고 드물게는 기생충(장흡충 등), 아메바 등이 있을 수 있다. 바이러스성 장염의 경우 시간이 경과하면 저절로 좋아지는 경우가 대부분이어서 의학적으로 아주 큰 문제는 되지 않는다.

세균성 장염은 이와는 좀 다르다. 장염을 일으키는 대표적인 세균은 살모넬라균, 시겔라균, 대장균, 황색포도상구균, 비브리오 등이 있다. 살모넬라 속에 속하는 균 가운데는 법정 전염병인 장티푸스와 파라티푸스를 일으키는 장티푸스균과 파라티푸스균이 있다. 시겔라균 속에는 세균성 이질의 원인균이 속해 있다. 살모넬라나 시겔라균에 의한 장염인 경우 충분한 기간 동안 항생제를 사용해야 하고 다른 사람에게 전염되지 않도록

111

조치하여야 한다. 특히 장티푸스의 경우는 증세가 완화된 상태의 보균자가 많은데, 장티푸스균은 자연계에서 사람 이외에는 숙주가 없으므로 보균자만 없애면 이론적으로는 퇴치할 수도 있는 질환이다. 대장균은 가장 흔한 장염의 원인 중 하나이다. 식품의 오염도나 신선도를 예측하기 위한 검사에는 곧잘 함유 대장균 수가 포함된다.

　장염이 생겨 설사를 할 때 정장제로 흔히 쓰는 정로환의 원료가 목초액이라는 사실은 이미 잘 알려져 있다. 목초액의 살균력을 이용하여 장염을 일으킨 병원체를 없앨 수 있다면 쉽게 이해가 가는 일이다. 목초액의 살균력에 관하여는 일본 秋田縣 보건소에서 행한 몇 가지 실험 결과를 보면 쉽게 이해할 수 있다.

〈실험 1〉
　분뇨 중의 회충 알 살균에 대한 실험으로, 1951년 8월에 시행하였다. 현미경으로 검사하여 회충 알이 있는 액체 상태의 분뇨에 목초액을 각각 다른 농도로 첨가한 후 24시간 지나서 다시 검사하였다. 결과는 다음과 같다.

목초액의 회충 알 살균 효과

분뇨에 대한 목초액의 비율(%)	24시간 경과 후 회충란의 존재 유무
10	(−)
5	(−)
2.5	(−)
1.25	(−)
0.625	(−)

이 실험의 결과로 분뇨량의 0.625%(160배 희석된 상태)의 목초액을 첨가한 후 24시간이 지나면 회충알은 모두 사멸하여 없어진다는 것을 알 수 있다.

〈실험 2〉

목초액에 의한 장티푸스균과 대장균의 살균 능력을 보는 실험으로 1965년 행해졌다. 분뇨에 존재하는 장티푸스균과 대장균을 표준백금이(標準白金耳, 균을 배지에 옮길 때 사용하는 기구)로 부이용 배지에서 24시간 배양한 균주를 사용하였다. 아래 표와 같이 희석한 목초액 10cc에 1백금이(白金耳)를 섞은 후 미리 정한 시간이 경과한 후에 보통 한천배지에서 12시간 배양하여 균의 집락이 생기는지의 여부를 관찰하였다.

목초액의 장티푸스균 및 대장균의 소독 효과

목초액의 희석 배수	사용 균주	경과 시간에 따른 균의 존재 유무					
		2.5	5	10	30	60	120(분)
원액(100%)	장티푸스균	-	-	-	-	-	-
	대장균	-	-	-	-	-	-
2배 희석(50%)	장티푸스균	-	-	-	-	-	-
	대장균	-	-	-	-	-	-
4배 희석(25%)	장티푸스균	+	+	+	-	-	-
	대장균	+	+	+	-	-	-
10배 희석(10%)	장티푸스균	+	+	+	+	-	-
	대장균	+	+	+	+	-	-

이 실험에서 분뇨에 존재하는 균을 직접 사용하지 않고 24시간 배양한 균을 사용하였기에 분뇨 중 균의 특성을 100% 반영하지 못할 수도 있지만, 장티푸스균과 대장균 모두 10배 희석액에 한 시간 이상 담가 놓으면 사멸한다. 장티푸스균이나 대

장균에 오염된 주방기구의 소독이나 장티푸스 발생지역에서 환자가 발생한 집의 화장실을 소독하는 방법으로 목초액을 사용할 수 있겠다.

〈실험 3〉

다음 유해 세균에 대한 목초액의 소독 효과를 살펴보는 실험이다. 여기에 사용된 균은 살모넬라(Salmonella typhimurium IFO 12529), 장염비브리오(Vivrio parahaemolyticus), 황색포도상구균(Staphylococcus aureus IFO 12732), 대장균(Escheria coli IFO 3301), 메치실린내성 황색포도상구균(MRSA: Methicilline Resistant Staphylococcus Aureus IID 1967)이다.

유리판에 시험균 0.1cc를 바른 후 여기에 목초액 원액을 1cc 떨어뜨렸다. 미리 예정된 시간이 경과한 후 멸균 거즈로 닦아내었다. 살모넬라균의 경우에는 3% 염화나트륨의 SCDLP 부이용 배지 10cc로 닦아내었다. 닦아낸 액에 존재하는 살아 있는 세균 수를 세균 수 측정용 배지를 사용하여 측정하였다. 유리판 20칸에서 측정하여 평균하였다. 결과는 다음 표와 같다.

목초액의 장티프스균 및 대장균의 소독 효과

시험균	목초액	시간에 따른 생균(生菌) 수			
	처리	처리 전	30분 후	1시간 후	3시간 후
살모넬라	대조군 처리군	4.6 * 10(4) -	2.9 * 10(4) 1.6 * 10(3)	4.0 * 10(4) 2.8 * 10(2)	5.4 * 10(4) 0
비브리오	대조군 처리군	1.0 * 10(4) -	1.3 * 10(4) 0	1.7 * 10(4) 0	1.6 * 10(4) 0
포도상구균	대조군 처리군	5.5 * 10(4) -	5.8 * 10(4) 1.2 * 10(4)	5.8 * 10(4) 5.7 * 10(3)	5.2 * 10(4) 0
대장균	대조군 처리군	4.5 * 10(4) -	3.0 * 10(4) 4.3 * 10(3)	2.2 * 10(4) 0.2 * 10(2)	2.4 * 10(4) 0
MRSA	대조군 처리군	7.3 * 10(4) -	5.7 * 10(4) 5.4 * 10(4)	4.5 * 10(4) 2.2 * 10(4)	3.0 * 10(4) 3.4 * 10(3)

저자주–황색포도상구균 중에는 페니실린에 내성을 가진 것이 많고 메치실린이라는 항생제는 페니실린에 내성을 가진 포도상구균을 죽이기 위하여 개발된 항생제이다. MRSA는 이러한 메치실린에도 내성을 갖고 있는 황색포도상구균으로, 이러한 균에 감염이 되면 치료가 상당히 어렵게 된다. 얼마 전 신문에 보도된 적이 있는 슈퍼박테리아는 모든 기존의 항생제에 내성을 가진 균을 말한다. 이러한 균에 감염이 되면 치료할 방법이 없으므로 속수무책이라 할 수 있다.

위의 실험에서 보다시피 목초액은 장염을 일으키는 세균들 중 MRSA를 제외한 대부분의 주요 균에 대해 만족할 만한 살균 능력이 있음을 알 수 있다. 세균성 장염에 의한 설사를 목초액이 해결할 수 있다는 훌륭한 증거이다.

▶ 기능성 위장 장애와 목초액

목초액은 기능성 대장 장애의 증세로 나타나는 변비나 설사에도 효과가 있다. 기능성 대장 장애란 장에 기질적인 질환(염증, 궤양, 암 등)이 없는 상태에서 장의 운동(기능)에 이상이 생겨 나타나는 질환이다. 설사, 변비 또는 복통의 세 가지 증세가 교대로 또는 한 증상 이상이 지속하여 나타나는 타입으로 세분할 수 있다. 물론 이때에 대장 검사(대장 내시경이나 대장 조영술)를 하여도 대장에 환부는 없다. 설사가 위주인 경우에는 과민성 대장염이라고도 하는데 이때에도 실제 장에는 염증의 소견이 있는 것은 아니다. 결국 기능성 대장 장애란 장을 움직이는 자율신경의 균형이 깨어진 결과라고 할 수 있다.

대장뿐 아니라 위에도 기능성 장애가 생길 수 있다. 위 내시경 검사상 암, 궤양 등의 기질적 질환이 없는 데도 구역질이나 속쓰림, 공복 시 복통 등의 증세가 있거나 소화불량 증세를 호소하게 된다. 원인은 기능성 대장 장애와 같을 거라는 생각이다. 이 자율신경의 균형이 깨지는 원인에 대한 자세한 이유나 기전은 현대의학에서도 아직은 숙제로 남아 있다. 하지만 스트레스가 기능성 대장 장애나 기능성 위장 장애를 악화시킨다는 것은 학계의 일치된 의견이다. 단지 개인차가 심하고, 스트레스의 효과를 재는 척도가 마땅치 않아서 계량화하지 못하고 있을 뿐이다.

기능성 위장 장애나 대장 장애는 치명적인 질환은 아니지만 상당히 흔한 질환이다. 통계에 의하면 소화기 질환을 다루는 의사가 가장 많이 접하는 질환이 기능성 장애이고 전체 소화기 질환의 절반이 넘는다고 한다. 하지만 아직 효과적인 치료 수단이 마땅치 않은 실정이다. 위장관의 운동기능을 개선하는 약을 투약해 보지만 재발을 막는다는 보장은 없다. 정신과적인 면담 치료가 필요하다고 주장하시는 정신과의사도 있지만 이 역시도 일부 환자에게만 적용되는 경우이다.

목초액에는 장기능을 개선하는 효과가 있다. 만성변비나 설사, 소화불량 등의 질환에 효과가 있었다는 체험례는 한두 건이 아니다. 성기능과 관련한 설명에서 이미 밝힌 바와 같이 목초액은 자율신경에 영향을 미치는 신경전달물질에 모종의 역할을 한다. 여기서는 이에 대한 몇 가지 실험에 대해서 자세히 살펴보자. 이 실험은 쥐의 장에 대한 목초액의 효과를 살피는 실험으로, 일본의 松戶 치과대학 약리학교실에서 시행한 실험의 일부이다. 사용된 목초액은 사료용 목초액이다.

〈실험 5〉
아드레날린은 교감신경을 자극하는 대표적인 물질이다. 쥐에게 아드레날린을 과량 투여하면 교감신경의 작용이 심해지다가 사망에 이르게 된다. 그러나 목초액을 경구 투여한 후 아드레날린을 같은 양 투여한 경우에는 한 마리도 사망하지 않았다.

아세틸콜린은 부교감신경을 자극하는 대표적인 물질이다. 아세틸콜린도 쥐에게 과량 투여하면 사망에 이르는데, 목초액을 경구 투여한 쥐에게 아세틸콜린을 투여하면 같은 양에서도 더 빨리 사망하고 사망률도 높았다.

위 실험의 결과를 통하여 목초액이 교감신경을 억제하고 부교감신경을 자극한다고 생각되어진다. 장에서도 같은 효과를 보이고 있다. 장의 수축에 관여하는 기능은 보다 더 직접적인 작용인지도 모르겠다. 국내에서 행해진 한 실험에서는 사람에게 목초액 희석액 투여 30분 후 혈중 에피네프린이 대조군보다

119

하강하였다고 한다.

사람들이 스트레스를 받거나 흥분하면 몸에서 에피네프린이 분비되고, 에피네프린의 혈중 농도가 높아지면 부교감신경이 억제되고 교감신경이 활동하게 된다. 혈중 에피네프린의 수치를 낮추는 것이 스트레스에서 기인하는 질환의 완화에 도움이 되는지는 확실치 않지만 이러한 관계를 살펴보면 그렇게 유추하는 것이 무리가 아님을 알 수 있다. 실제로 이러한 스트레스가 주원인인 기능성 대장 장애가 목초액의 투여로 개선되었다는 예는 많다.

10 스트레스성 장애를 없앤다.

스트레스가 심해서 자신의 자아가 감당할 수 없는 상황이 되면 정서적으로 불안하고 안절부절못한다. 심하면 밤에 잠이 오지 않고 가슴이 두근거리며 답답해진다. 머리가 아프고 정신 집중이 되지 않아서 일을 할 수가 없다. 항상 피곤하고 무엇인가에 쫓기는 듯한 기분이 든다. 병원에 가서 종합검사를 하여도 이상이 없다고 하니 환자의 입장에서는 답답한 노릇이다.

실제로 이러한 질환은 기질적인 병변이 없으므로 검사상 이상은 없다. 유능한 의사를 만나면 노련한 상담과 적절한 투약(주로 항불안제제를 포함한 약물)으로 호전을 보이기도 하지만 이러한 경우도 치료에 일정한 룰이 없다.

스트레스로 인하여 머리카락이 빠지는 경우도 있다. 원형으로 머리카락이 빠져 보기 흉하게 되는데 이를 원형탈모증이라 한다. 피부과에서는 스테로이드를 국소 주사하기도 한다. 정신과에서는 상담을 하고 항우울제나 항분안제를 사용하기도 한다. 치료를 통해 병세가 호전되기도 하지만 주변 상황의 변화로 스트레스가 줄면 저절로 좋아지기도 한다.

이러한 불안 장애나 원형탈모증에도 목초액이 효과 있다. 목

121

초액이 스트레스의 부산물인 에피네프린의 효과를 감소시킨다는 이야기는 앞에서도 했지만, 그 작용으로 이러한 질환의 개선에 도움을 주는지는 아직 연구가 되어야 한다. 왜 그런 작용이 있는지도 밝혀야 한다. 하지만 목초액을 복용한 사람들의 체험수기에서는 한결같이 이러한 증상의 개선을 말하고 있다.

유럽에서는 항우울제인 '프로작'을 행복의 약(drug of happiness)이라 한다. 상용하는 사람도 많아서 프로작의 매출은 엄청나다고 한다. 그렇다면 스트레스와 스트레스로 인한 질환의 치유에 효능이 있는 목초액이야말로 진짜 행복의 약인 셈이다.

11 심부전에는 강심제를

심부전이란 심장의 기능이 떨어져 심장이 제대로 수축하지 못하면서 생기는 증상을 통칭한다. 심장의 펌프 기능이 떨어지면서 정맥을 통해 심장으로 들어오는 피가 지체된다. 이것이 심해지면 간이 붓고, 몸이 붓는다. 심해지면 폐에도 부종이 생기는데, 이쯤 되면 숨이 차고 진땀이 난다. 우상복부(간 부위)에 통증을 느끼기도 한다.

심부전의 근원적 치료는 심부전의 원인을 제거하면 되지만 이것이 용이하지 않을 때가 많다. 심장 판막증이나 선천성 기형의 경우 제때에 수술을 하여서 성공한다면 다행이지만 수술이 늦어져 심하게 진행된 경우나, 기형의 정도가 커서 어찌해 볼 수 없는 경우도 있다. 심장 근육의 질환으로 심부전이 오는 경우에는 심장 이식수술 말고는 치료가 없다. 증상을 개선하기 위해서는 주로 두 가지 방법을 쓴다.

첫 번째는 이뇨제이다. 혈관 내의 물을 소변으로 내보내어 피의 양을 줄임으로써 심장의 부담을 줄인다. 물론 부종이 현저하게 줄어든다. 폐부종이 없어지니 숨찬 것이 사라지고, 몸의 부기도 빠지니 겉으로 보기에는 많이 좋아진 것 같다.

두 번째는 심장의 수축력을 증가시키는 강심제이다. 심장의 수축력(펌프기능)이 저하되어 생긴 결과이니 심장의 수축기능을 강화시키는 강심제가 증상의 회복을 돕는 것은 당연하다. 목초액에는 강심제의 작용도 있는데 다음 실험의 결과를 보면 이해가 쉽다.

〈실험〉

마취한 개구리의 심장 표면에 0.2ml의 원액을 떨어뜨리면 심장은 일시적으로 수축하지만 곧바로 이완된다. 후대정맥에 1.0ml를 주사하면 일시적으로 심장은 수축되고, 점차 그 수축이 강해졌다. 원액과 같은 양의 0.6% 식염수를 사용하여 2배로 희석한 희석액을 심방 안에 직접 투여하면 심장 수축이 강해지지만 곧 회복되었다.

아직까지 심부전 환자에게 적절한 용량이 어느 정도인지 알아보는 실험을 해보지는 못했지만, 목초액이 심장의 수축력 강화에 도움을 주는 것을 보면 심부전 환자들이 목초액을 복용한 후 좋아졌다는 이야기가 공연한 것은 아니란 생각이다.

12 암 환자와 목초액

암은 현대의학에서도 커다란 숙제이다. 누군가가 암의 발생이나 치료에 조그마한 단서가 되는 연구를 발표한다면 이는 노벨상 수상 후보에 끼일 것이며, 한 걸음 내딛는 연구 결과를 얻기라도 한다면 틀림없이 수상 대상자가 될 것이다.

암의 발생은 비정상적인 세포의 출현이다. 우리 몸의 세포는 노화된 세포가 죽어가는 대신 세포분열을 통하여 새로운 개체를 복제한다. 외부의 환경(유해물질, 바이러스 등)으로 인하여 세포가 비정상적으로 바뀌거나, 복제 과정에서의 잘못으로 비정상적인 세포(암세포)가 생길 수 있다.

인체에는 이러한 비정상적인 세포를 스스로 없애는 기능이 있어서 암이 발생하는 것을 막는다. 이러한 인체의 시스템이 작동하지 못하게 되거나 처리 능력 이상으로 비정상세포가 생기면 이들을 억제할 수 없게 된다. 이때 이러한 세포들이 급속도로 증가하여 정상세포를 억제하기 시작하면서 암은 발생한다.

암이 발생하면 한 군데서 커가다가 몸의 전체로 퍼지게 된다. 이때쯤이면 수술이나 방사선치료 등으로도 해결이 쉽지 않다. 몸 전체에 퍼진 암세포는 정상세포의 성장이나 활동을 방해하게 되고 이 때문에 몸 전체가 죽어가게 된다.

현재 쓰이는 암 치료법으로는 암 조직을 잘라내는 외과적 수술, 종양 부위에 방사선을 쪼이는 방사선요법, 암세포를 죽일 수 있는 약물을 사용하는 화학요법의 세 가지가 있다. 이 중에서 수술요법이나 방사선요법은 조기 암의 경우에 완치의 가능성이 많고, 화학요법의 경우에는 혈액암에 우수한 효과를 보이지만, 완치는 조기 발견되는 일부에서나 바랄 일이다. 그렇지 못한 경우에는 환자들의 고통을 덜어주기도 힘든 경우가 많다.

목초액이 암 환자에게 효과가 있다는 것은 앞에서 설명한 간암 환자의 예에서 알 수 있다. 물론 완치가 된 것은 아니지만 전신 상태를 개선시키는 것만으로도 훌륭한 효과라 할 수 있다. 하지만 목초액으로 암을 완치시킬 가능성이 있는 연구는 많이 행하여졌다. 일본 히로사끼 생물과학연구소의 카네타게 토모하루 연구부장은 다음과 같은 발표를 한 적이 있다.

〈… 나는 지금까지의 동물실험으로 LHA가 당뇨병에 유효하다는 것을 확인, 발표하였습니다만, 실은 1975년 8개월간의 실험으로 암세포를 생쥐에 주입시켜 암을 만든 후 목초액을 투여한 결과 이것이 암에 유효하다는 것을 알게 되었습니다. 복수(腹水) 감소, 전이 방지, 연명 효과 등을 나타내는 생화학적 실

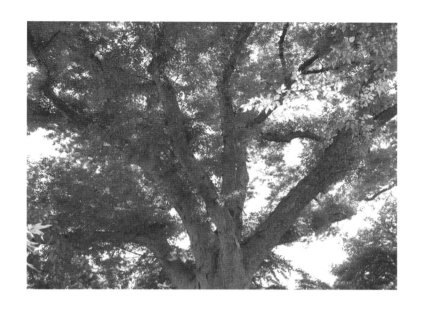

험 데이터를 얻었습니다만, 효과가 너무 엄청나 나 자신도 믿을
수 없을 정도여서 이 데이터를 그냥 보존만 하고 있습니다.〉

　이것이 사실이라면 충격이 아닐 수 없다. 하지만 현재까지도
일본에서 목초액이 암 치료에 적극적으로 쓰이지는 못하고 있
다. 목초액의 암세포 제어 효과에 문제가 있는 것이 아니라, 실
제 인체에의 투여에 어떤 문제가 있을 것인지 알 수 없기 때문
이다. 일본의 목초액이 타르와 페놀, 메탄올을 완전히 정제하

127

지 못한 데서 오는 문제점일 수도 있다.

다음은 참나무 목초액의 암세포 억제에 관한 국내의 원자력 병원 책임연구원 유용운 박사의 실험 결과이다.

〈실험 1〉

70마리의 수컷 쥐의 복강에 복수암세포(sarcoma 180)를 주입시키고 3일 후부터 목초액을 복용시켰다. 일곱 그룹으로 나누어 3일째부터 대조군은 맹물을, 나머지 여섯 군은 목초액 희석액(1~5%)을 먹었다. 각 그룹에서 쥐의 생존 기간은 대조군이 평균 18.2일, 목초액 희석액을 투여한 그룹은 18.5~19.9일로 목초액 희석액을 먹인 경우 생존 기간이 연장되기는 했지만 미미하였다. 하지만 죽은 쥐의 부검 결과 목초액 희석액을 먹인 그룹의 30%에서는 암세포를 찾을 수 없었다.

〈실험 2〉

위암세포인 SNU638과 대장암세포인 SW620을 시험관에서 배양하였다. 참나무 목초액(거성 YLS-95)을 희석한 액에서의 배양은 정상적인 배양보다 억제되었다. 억제 효과는 목초액의 농도가 진할수록 강하였다. 5% 희석액에서 위암세포의 배양은 98.5%가 대장암세포의 배양은 94.4%가 억제되었다.

위 실험의 결과를 보면 참나무 목초액이 암세포 배양을 억제하는 효능은 인정할 수 있다. 실험실에서 효과가 있다고 해서 곧바로 인체에 사용할 때 효과가 있는 것은 아니지만, 앞으로 암에 대한 효과에 대해서 충분히 더 이상의 연구를 진행할 가치가 있다고 여겨진다.

복강암세포를 이식한 주의 실험에서(실험 1) 암세포가 소멸된 쥐가 30%나 있었는데, 이들의 사인은 무엇인지 궁금하다. 실험 당시에 쓰인 목초액이 정제가 덜된 것이어서 그랬는지도 모르겠다(실제로 이 실험에 쓰인 목초액은 정제되어 식용화에 성공하기 이전의 생산품이어서 목타르, 페놀, 메탄올 등의 치명적일 수 있는 유해물질을 완전히 제거하지 못한 상태였다).

실험 2의 결과를 보면서 5% 희석액에서 정상세포의 배양 성적은 어떤지(정상세포도 자랄 수 없다면 치료제로서의 가치는 떨어진다), 암세포를 억제하는 기전이 무엇인지도 궁금하다. 목초액이 암의 치료에 효과적이라는 것을 증명하기 위해서는 더 많은 실험 자료가 필요하다. 하지만 현재로선 암의 치료에 있어 훌륭한 화두거리임에는 틀림없다.

맺는말

목초액의 효과를 정리하면 살균 작용, 해독 작용, 세포의 활
성화(내지는 정상화)를 돕는 작용, 교감신경계의 억제 작용 등
을 들 수 있다. 물론 어느 것이나 그 기전이 완벽하게 입증된 것
은 없다. 소위 심증은 가지만 물증이 다 밝혀지지 않은 것이라

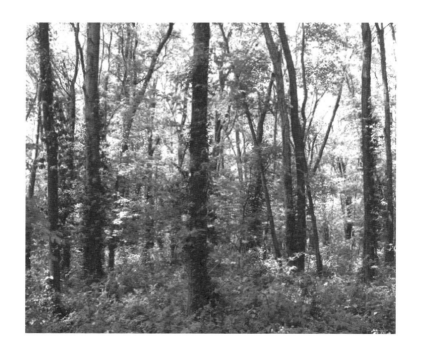

고나 할까. 과학적으로 무엇을 규명한다는 것은 어려운 일이다. 끊임없는 관찰이 필요하다. 그리고 그 관찰을 입증할 실험이 필수적이다. 다음에 실험의 결과를 일반화할 수 있어야 한다.

목초액의 현 위치는 이제 1단계인 관찰이 있었고, 2단계를 위한 노력이 미약하나마 진행되는 상황이다. 2단계인 실험은 관찰의 결과를 통계적인 처리를 통하여 인과 관계를 입증하는 것이 있고, 인과 관계의 원인을 밝히는 기전에 대한 연구가 있다. 성분 분석이 주가 되는 현재의 화학 분석만으로는 기전을 밝히는 것이 한계가 있을지도 모르겠다.

목초액의 성분이라고 밝혀진 물질 하나하나로는 앞에서 열거한 작용을 아직은 설명할 수 없다. 하지만 이전 시대의 많은 불가사의가 현재는 상식으로 되어버린 것이 많다. 향후 목초액에 관한 왕성한 연구가 이루어져 신비를 풀어주기를 바랄 뿐이다.

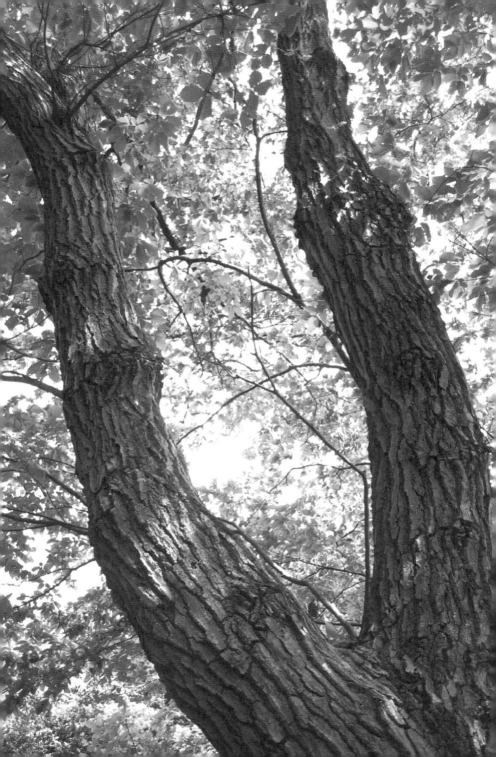

Part

4

기적의 목초액,
되찾은 삶의 기쁨

木醋液

×

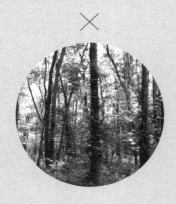

목초액을 복용하였을 때 '과연 효과가 있느냐?'라는 독자들의 궁금증에 대한 답을 목초액을 복용하신 분들의 체험수기를 소개하면서 대신하고자 한다.

비록 체험수기의 내용이 세련된 문장이 아니고, 의학적으로 정리된 것은 더욱 아니지만 체험자들의 생생한 외침을 느낄 수는 있다.

간의 크기가
두 배까지 커져···

이원철(57세, 치의예박사, 서울)

몇 년 전에 지나친 피로와 스트레스로 간 상태가 아주 좋지 않아 고생한 적이 있습니다. 간이 원래 크기의 두 배까지 커졌고 피부색도 까맣게 변하는 등 몸이 극도로 안 좋았습니다.

그때 아는 분으로부터 우연히 참나무 목초액 영림수를 소개받았습니다. 그러나 나의 건강과 직결되는 문제였기에 음용에 앞서 영림수에 대해 다각도로 알아보았습니다.

한국원자력병원 연구소에서 시행한 영림수의 효능에 관한 연구에서, 면역력을 증가시키고 인슐린 분비를 촉진시켜 당뇨에도 효과가 있으며, 암세포를 죽이고 알코올 해독 능력이 뛰어나다는 결과가 있음이 밝혀졌다는 사실을 알게 되었습니다.

그때부터 목초액을 100배의 물에 희석해서 아침, 점심, 저녁 하루 세 차계에 걸쳐 마시기 시작했습니다. 사흘쯤 지나면서부터 서서히 효과가 나타나기 시작했습니다. 얼굴과 손등에 생기던 검버섯 같은 각종 반점들이 흐려지기 시작했고, 눈에 띄게 피부가 좋아졌으며 만성피로가 해소되는 것을 느꼈습니다. 그 후 발의 무좀과 치질까지도 없어졌습니다.

이런 효과는 목초액에 있는 SOD, 즉 유해산소 제거 물질이 몸속의 불필요한 산소를 깨끗이 제거해주어, 다시 산소 섭취 능력이 빠르게 되는 원리라고 생각합니다.

지금은 간기능이 정상으로 돌아오고 피부색도 정상인과 다름 없이 되었지만, 가끔씩 피할 수 없는 술자리나 과로에 대비해서 영림수를 꾸준히 마시고 있습니다.

유방암 2기,
벼랑에서 만난 희망

최서영(50세, 주부, 서울시 노원구)

다른 사람보다 쉽게 피곤해지는 일이 잦아지자 처음에는 갱년기 증상이라고만 생각했습니다. 그러다가 부인과를 찾아가서 엑스레이, 세포 검사, 피 검사 등 기본적인 모든 검사를 했는데 염려할 만한 진단은 없었습니다.

특별한 통증 또한 없었기에 안심하고 한동안 지냈습니다. 그러던 어느 날인가부터 유두가 함몰되는 것이었습니다. 못내 미심쩍고 불안하여 다른 병원에 가서 다시 진찰을 받았는데 유방암 2기라는 진단이 내려졌습니다. 청천벽력이 아닐 수 없었습니다.

그때가 1997년 11월. 다른 생각을 할 겨를도 없이 의사의 권유에 따라 수술을 결정했습니다. 예상보다 제거해야 할 부위가 훨씬 크다는 이유로 수술 중에 주치의가 보호자를 찾을 정도로 위험한 수술이었습니다. 임파선 절제와 유방 제거 수술을 받고, 그 이후 고생스러운 투병 생활이 시작되었습니다.

항암 주사를 맞는 항암 치료 초기에 평소에 알고 지내던 분의 권유로 '영림수'라는 목초액을 알게 되었습니다. 그분의 말씀대로 생수 1.5l에 영림수를 섞어서 물을 마시듯 복용하였습니다.

저는 다른 암 환자들처럼 암에 효과가 있다는 민간요법을 사용한 적도 없는데, 항암제 투여 기간 중에 다른 환자들이 흔히 겪는 탈모, 구역질과 같은 증상을 보이지 않아 가족들과 친구들도 신기하게 생각했습니다.

항암 치료가 끝나고 나서도 계속 영림수를 복용하면서 "나는 정상인이다"라는 생각을 가지려고 노력했습니다. 그러다 보니 변비 증세도 치료가 되었고, 사람을 만나거나 차를 타고 장거리를 다녀도 전혀 이상이 없었습니다. 다른 사람들은 환자 같지 않다며 저를 부러운 눈으로 바라보았습니다. 보통 사람처럼 건강한 생활을 할 수 있게 된 것이지요.

건강 상태가 좋아지자 저는 그동안 먹어오던 영림수를 중단하였습니다. 약 4개월 정도 영림수를 복용하지 않는데, 몸이 쉽게 피곤하고 지쳐서 이러다 다시 병이 재발하는 것은 아닐까

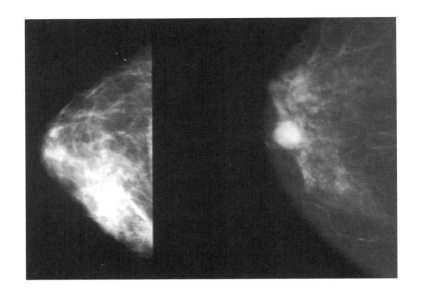

하는 염려마저 들었습니다. 피곤의 원인을 찾던 중 저는 다시 영림수를 복용하게 되었고 건강해질 수 있었습니다. 이런 신기한 체험을 하고 보니 누가 시키지 않아도 저절로 영림수의 효과를 주위에 알리게 되더군요.

수술한 지 2년이 된 지금, 저는 영림수의 전도사가 되어 있습니다. 차라리 삶을 포기하고 싶을 정도로 고통스러운 질병으로 고생하시는 분들이 저처럼 영림수로 효과를 보실 수 있기를 간절히 기원하면서 말입니다.

숙취 해소와 더불어 되찾은 스태미나

이길영(58세, ㈜대구방송 사장, 경북 대구광역시)

본인은 오랜 기간 언론계에 몸담아 오면서 긴장된 생활과 바쁜 일정 속에서 불규칙적인 식생활, 빈번한 술자리로 자연히 건강에 소홀히 할 수밖에 없었습니다.

젊어서는 모르고 지냈으나 나이가 들면서 쉽게 피로해지고 위장이 좋지 않은 것을 느끼게 되었습니다. 술자리를 하면 다음 날 숙취가 오래가곤 하였습니다. 이젠 몸 생각도 할 나이가 되었다는 생각으로, 젊어서 좋아하던 술자리도 될 수 있으면 자제하곤 하였습니다.

그러던 중 잘 아는 후배의 권유로 영림수를 음용하게 되었습니다. 그 이후 신기하게도 피로함이 사라지고, 불편한 위장도

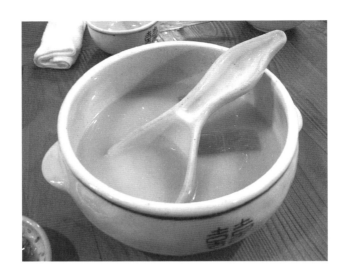

정상이 되었으며, 업무상 술자리를 하여도 예전에 느꼈던 숙취는 전혀 나타나지 않았습니다. 특이한 것은 나이를 먹었음에도 스태미나가 좋아졌고, 오랜만에 만난 친지분들로부터 왜 늙지 않느냐는 핀잔을 자주 듣게 되었습니다.

이것은 아마도 영림수의 덕이 아닌가 싶습니다. 지금도 가족은 물론 많은 친구들에게 권하고 있습니다.

음식 조절이 중요한 당뇨병

우종원(64세, 사업, 인천시 계양구)

어느 날부터인가 쉬 피곤해지고 단 것을 많이 먹는 습관이 생겼다. 하지만 어차피 몸에 지병(심장병)이 있던 터라 크게 신경을 쓰지 않고 피곤을 참으며 생활해 오고 있었다.

내 나이 64세, 키 176cm, 몸무게 65kg의 비교적 마른 체형에 아무리 먹어도 살찌지 않는 체질이기에 당뇨가 있으리라곤 꿈에도 생각지 못하고 병을 키워가고 있었다.

그러던 중 1999년 2월 3일, 급기야는 더 이상의 피로를 견디지 못하고 기진맥진 탈진 상태에 이르고 말았다. 그래서 주위의 소개로 간 곳이 인천시 계양구 계산동 소재 개인병원이었고, 그곳에서 혈당 수치 450이라는 당뇨병 진단을 받았다.

143

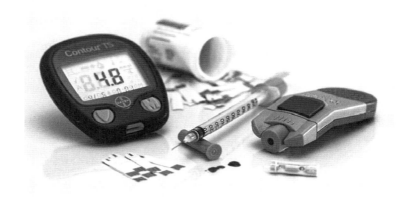

　소식을 전해 들은 자식들의 손에 이끌려 다음 날 바로 이대 목동병원에 입원을 했다. 그러나 입원 3일 동안 혈당이 300 이하로 떨어지지 않았고, 결국 인슐린 주사를 맞고 나서야 혈당 수치가 270 정도로 내려왔다. 계속 그 상태를 유지하다가 입원 일주일 만에 병에 대한 두려움만 가득 안고 퇴원을 했다.

　한 번 발병하면 쉽게 치료가 되지 않는다는 당뇨병. 주변의 친지들과 가족들은 앞으로 음식물 조절을 잘해야 한다며 누에, 미꾸라지 등 당뇨병에 좋다는 것들을 권해 왔다. 그러나 어느 것 하나 확실한 근거가 없는 민간요법에 불과했다.

　퇴원 3일 후에, 작은아들이 예쁘장한 병 하나를 심줏단지 모시듯 가져왔다. 그것을 물에다가 몇 방울 떨어뜨려 섞더니 마시라는 것이었다. 나는 아들의 성의를 생각해서 그냥 받아 마셨다.

퇴원한 후 하루 세 번씩 혈당 체크를 해야 했는데, 그때 수치가 170~230 사이를 오락가락하고 있었다. 그런데 아들이 가져온 그것을 복용한 지 며칠 만에 혈당이 눈에 띄게 떨어지기 시작하였다. 정상 혈당이 120~140이라 하지만, 100~200 사이는 애교로 봐줄 수 있는 것이 혈당수치라 한다. 너무나 신기해서 아들에게 전화를 해서 물어보니 그것이 참나무 목초액으로 만든 '영림수'라고 했다.

나의 경우 달게 탄 커피를 하루 5~6잔씩 마시고, 다른 당뇨병 환자들처럼 음식물 조절도 크게 하지 않았다. 그럼에도 불구하고 나 자신이 신기할 정도로 거의 정상적인 생활을 하고 있다. 물론 아들이 가져다준 영림수를 꾸준히 복용하고 있다.

모든 사람이 영림수를 통해서 나처럼 신비한 효과를 볼 수 있다고 장담을 할 수는 없지만, 나의 경우 너무도 쉽게 당뇨병에 대한 공포를 떨쳐 버릴 수 있었기에, 주위 사람들에게 도움이 될 수 있었으면 하는 바람이며 이 글을 적게 되었다.

간경화를 앓았던
후배의 권유로...

박인배(60세, 해태건설 · 제과 사장, 서울시 강남구)

본인은 젊어서부터 사업을 하면서 많은 술자리와 격무에 시달리다 보니 점점 나이가 들면서 조금만 과로해도 피로가 쉽게 오고 음주 후에는 설사 및 속쓰림으로 시달려야 했습니다. 또한 숙취가 다음 날까지 계속되어 생활에 많은 지장이 있었습니다.

그런데 오랜 기간 간경화를 앓고 있던 후배가 어느 날 건강한 모습으로 찾아와 참나무 목초액 영림수를 음용해보라고 권하였습니다. 처음에는 반신반의했습니다. 그저 흔하디 흔한 건강식품 중 하나로만 생각했는데, 며칠 음용해 보니 놀랍게도 피로감이 없어지고 음주 후에 숙취는 물론 속쓰림도 말끔히 없어졌습니다.

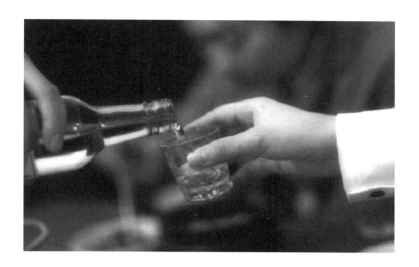

　너무나도 신기하기에 이렇게 체험담을 간략하게나마 적어보았습니다. 부디 이 글을 통해 많은 사람들이 참나무 목초액에 대해 알고 음용하는 기회가 되었으면 합니다.

만성피로와
변비가 말끔히 나아…

황용범(48세, 상업, 충북 음성군)

언제부터 변비가 되었는지 자신도 모르게 화장실 가는 것을 잊고 살게 되었습니다. 하루 이틀 거르다가 어떤 때는 무려 일주일씩 못 가는 날도 많았습니다.

그러다 보니 자연히 식욕도 없어지고 음식 먹는 양도 줄었습니다. 몸에 별다른 이상은 없었으나 불규칙적인 식사를 하다 보니 체중이 줄어 보기 흉할 정도였습니다. 많은 약과 몸에 좋다는 음식을 찾아가며 먹어보았으나 별 효과가 없었습니다.

그러던 중 우연히 신문 광고를 통해 거성바이오에서 생산하는 영림수를 알게 되었고 복용하게 되었습니다.

처음에는 반신반의하였으나 조석으로 꾸준히 음용한 결과,

148

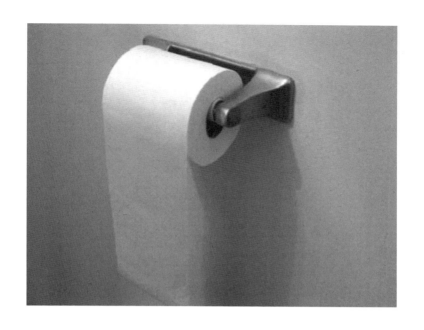

약 한 달 후부터 하루에 한 번씩 꼬박꼬박 화장실에 가게 되었습니다. 장이 편안하니 기분도 상쾌하고 음식의 맛도 좋아졌으며 또한 피곤함을 느끼면서 지내고 있습니다.

직장암 말기에서 기적같이 살아나다.

김만석(54세, 은평스포츠프라자 대표, 서울시 은평구)

　저는 1945년생으로 현재 은평스포츠프라자를 운영하고 있습니다. 한 경연인으로서 힘들고 어려운 지난 일들을 지면을 통하여 이야기함을 자랑스럽게 생각합니다.

　1992년 7월, 스포츠프라자를 운영하면서 여러모로 어려운 점이 많았습니다. 일이 쉽게 풀리지 않자 이 생각 저 생각 생각만 많고 나날이 해결해야 할 문제들은 산적해 있어 그 심적 부담과 고통은 이루 다 말할 수 없었습니다.

　이 모든 것을 달래고 잊기 위한 유일한 방법으로 제가 택한 것은 술이었습니다. 매일을 술로 살다시피 한 세월이었습니다. 각종 모임이 많다 보니 하루도 거르는 날이 없었습니다.

그러던 어느 날 거성바이오의 영림수를 접하게 되었습니다. 술 해독에 좋은 역할을 한다기에 지속적으로 영림수를 복용하게 되었습니다.

영림수를 복용하기 전에는 술을 마시면 속이 편치 않고 화장실에 가서도 항상 설사의 연속이었습니다. 그러던 어느 날부터인가 아무리 많은 술을 마셔도 속이 시원하고 편안했습니다. 또한 대변도 얼마나 좋던지 저 자신도 놀랄 정도였습니다. 그 이후 저는 더 많은 양의 술을 마시게 되었고 영림수로 인하여 건강에 자신을 갖게 되었습니다.

건강에 자신이 생기자 일도 훨씬 수월하게 풀리는 기분이었습니다. 그렇게 잘 되어가나 싶었는데, 어느 날 비보가 날아들었습니다. 세상에 둘도 없는 죽마고우가 암으로 입원을 하였는데, 그 생사를 장담할 수 없다는 것이었습니다. 실망과 좌절로 인하여 일주일 정도를 아침부터 저녁까지 술로 지새웠습니다. 정말 많은 술을 마셨습니다.

그 결과는 1999년도 8월 30일 오후에 나타나기 시작하였습니다. 갑자기 아랫배에 통증이 오면서 대변에 피가 섞여서 나오기 시작했습니다. 이상하게 생각한 저는 9월 6일 강북삼성병원에서 종합 진찰을 받았습니다.

검사 결과 직장암이라고 했습니다. 믿을 수 없는 결과를 앞에 두고 몇 번이나 주치의에게 다그쳐 물었습니다. 정확한 결

151

과를 요구해 보았지만, 주치의는 더 이상 세포조직검사가 불가능하니 현재로써는 수술을 해봐야 알겠다고 하였습니다. 암이란 거대한 질병 앞에서 저의 존재가 너무 미미해 보였기에 공포와 불안감으로 떨었습니다.

서둘러 수술 날짜를 잡았습니다. 주위에서는 술을 너무 많이 마셨기 때문이라며 걱정과 위로를 해주었지만, 정작 저 자신은 삶을 포기한 상태였습니다. 그러나 수술 결과 다행히도 직장암 2기로 판정이 나왔습니다. 2기라는 말에 저 자신도 놀랐습니다. 더 이상 세포가 전이되지 않은 것은 지속적으로 영림수를 복용한 결과라고 저는 생각합니다.

영림수에 대한 믿음을 갖고 병원에서도 계속해서 마신 결과, 퇴원 14일 만에 정상적인 생활과 건강을 유지할 수 있었습니다.

지금도 저는 영림수를 복용하고 있습니다.

지금은 제게 주어진 두 번째 삶입니다. 이 두 번째 삶은 영림수의 효능 덕분입니다. 그동안의 삶이 후회스럽지만, 앞으로의 삶에는 더 이상 후회가 없을 것이라고 장담할 수 있습니다.

지금은 술과 담배도 하지 않고 영림수를 복용하는 것으로 건강을 지키고 있습니다.

한국인의
체질에 좋은
한반도 참나무

김용해(53세, 언론인, 전남)

한반도의 참나무가 우리나라 사람들의 신체 구조상 건강을 위한 재료로 가장 적합하다는 이야기를 들어왔다.

전래되어 온 바에 의하면 참숯을 이용한 많은 비법이 있다고 한다. 그중 참숯을 만들 때의 부산물로, 참나무 목초액을 이용한 음료수인 영림수가 개발되어 시판되고 있다. 그것을 시음한 지 2년이 되었는데, 그동안 나에게는 엄청난 변화가 있었다.

매일 술을 접해야 하는 나의 경우 영림수를 마시고 술을 먹었을 때 잘 취하지 않고 속쓰림도 없었으며, 다음 날 아침 평소보다 훨씬 숙취 현상이 적었다. 아침에 일어나 영림수를 한 병 더 마시면 숙취 현상이 말끔히 가시는 것이다.

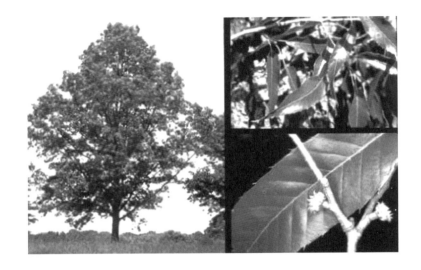

 아마도 영림수 없이 그간 술을 계속 마셨더라면 벌써 병원에
입원했을 것이다. 그런데도 지금 이렇게 건강한 생활을 영위할
수 있는 비결은 아마도 영림수 덕분인 것 같다.

갑작스럽게 찾아온 당뇨병과 고혈압

남기철(66세, 농업, 충북 음성군)

나는 음성군에서 평생을 농업에 종사하며 살아온 농사꾼이다. 열심히 농사일을 해온 탓에 평소 건강은 별문제가 없었으나 나이가 들면서 내 몸에도 적신호가 켜지기 시작하였다.

1999년 5월, 갑자기 나는 몸을 움직일 수 없을 정도로 심한 통증을 느끼면서 자리에 눕고 말았다. 그때까지 살면서 잔병치레 한 번 없던 터라 병원 문턱에도 가본 적이 없었는데….

갑작스러운 일이라 병명조차 알지 못하였다. 아니, 잠시 누웠다 일어나면 곧 다시 건강해지리라 생각하였다. 그러나 병세는 악화되기만 하여 하루가 다르게 수척해져 갔다. 아내는 나를 청주 한방 병원에 입원시켰고, 진찰 결과 당뇨병에 고혈압

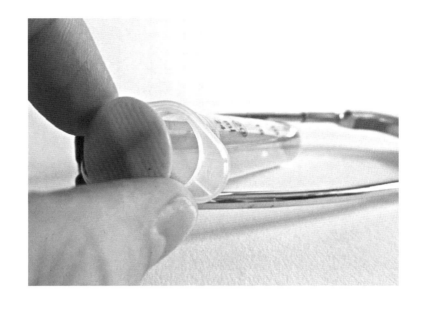

까지 겹치는 합병증이 왔다고 했다.

당 수치가 300까지 올라갔다. 20일간 청주 한방 병원에서 입원 치료한 후, 완쾌되지는 않았지만 급한 불은 껐다 싶어 일단 퇴원을 했다. 병원에 있어 봤자 병세는 호전될 기미가 없고 병원비는 날이 갈수록 늘어 내 형편으로 이를 감당하기가 어려웠던 것이다.

병원에서도 퇴원하겠다는 나를 말릴 수가 없었다. 일단 퇴원하여 약물 치료와 함께 식이요법과 운동으로 몸을 관리한다고 했다.

나는 그 후 병원에서 시키는 대로 식이요법을 이행했고, 운동도 종전보다 더 많이 하는 등 열심히 투병 생활을 했다. 그러나 나의 이런 모든 노력에도 불구하고 당 수치는 쉽게 떨어지지 않았고 고혈압과 건망증도 호전의 기미가 없었다.

그러던 중 조카사위가 충북 음성에 있는 거성바이오란 회사에서 생산하는 목초액이라 하면서 권하기에, 평소 마시던 생수에 타서 물을 먹고 싶을 때마다 마셨다.

그런데 이게 웬일인가? 병원에서도 안 되고 식이요법과 운동으로도 떨어지지 않던 당 수치가 목초액을 복용한 지 한 달 만에 100 내외로 떨어져 정상으로 돌아왔다.

참으로 신기했다. 청주 한방 병원에 가서 의사에게 이런 이야기를 했더니 목초액이 좋다는 얘기를 듣긴 했지만 이렇게 좋은 줄은 몰랐다며 계속 복용해보라고 했다. 그래서 목초액에 대한 확신을 갖고 계속해서 열심히 복용하고 있다.

생활의 활기를 찾게 해준 거성바이오 측에 감사드리며, 사업이 번창하여 더 많은 사람들이 좋은 제품을 접하여 건강의 길로 접어들 수 있기를 바란다.

목초액을 마시고 10년 전의 젊음을 되찾아…

김보애(60세, 영화연극인, '못잊어' 식당 경영, 서울시 강남구)

어느새 인생의 말년에 선 저의 모습을 거울에 비춰보면서, 지난날 젊었을 때의 풋풋하고 화려한 모습을 떠올리며 감회에 젖어봅니다.

요즈음은 식당을 주로 경영하면서 자주 찾아와주는 영화계의 후배들, 친지들과의 사귐 속에서 정겨운 날들을 보내고 있습니다. 비교적 규모가 큰 식당이라 손님도 많은 편이지만 주인으로서의 예절을 잃지 않으려고 많이 걷고 오래 서 있는 생활을 하다 보니 관절에 이상이 오게 되었습니다.

병원에 가서 진찰한 결과 관절염과 다발성 류머티즘으로 판명되었고, 이에 따른 치료를 받으며 약을 복용하였으나 차도는 없고 아픔만 계속되었습니다. 그리고 수년 전부터 생긴 변비는 지금은 만성변비로 발전되어 짜증과 고통이 만만치 않았습니다.

특히 얼굴을 소중히 아끼며 살았던 나에게 거칠어진 피부는 눈물마저 핑 돌게 했습니다. 이렇게 병의 고통 속에서 살고 있는 저에게 가깝게 지내는 친지가 찾아와 영림수를 권하며 설명을 해주었습니다. 예부터 참나무와 숯이 좋다는 것을 듣고 보아온 터라 마음에 감동이 왔습니다.

영림수를 100:1로 물에 타서 하루에 3~4잔씩 계속 마셨더니 한 달이 되었을 때는 대변 보기에 막힘이 없고, 변비증이 없어지니 기분이 상쾌하고 매사에 의욕이 생기기 시작했으며, 두 달째부터는 관절과 류머티즘으로 인한 아픔이 사라지기 시작했습니다. 손발이 붓는 증상도 사라졌고 몸이 가벼워져서 신발 크기가 줄었습니다. 지금은 전혀 아프지 않으며 또한 피부가 고와져 예전의 젊음을 찾은 것 같은 기분입니다. 이렇듯 변화가 오자 "10년은 젊어지셨습니다"는 인사 받기에 바쁠 지경입니다.

이제는 만나는 사람마다 열성적으로 영림수 이야기를 하며 권하고 있습니다.

습진과 검버섯으로 고민했는데…

김정혜(55세, 전도사, 서울시 강남구)

저는 본연의 가정주부의 일 외에 전도사로서의 일로 매우 분주한 생활을 하고 있습니다. 손과 발에 습진이 생긴 것이 20년이나 되었는데 발에 난 습진은 걸음을 많이 걸어야 하는 전도사라는 일에 큰 장애가 되었고, 손에 난 습진은 남에게 보이지 않게 하느라고 여간 신경 쓰이는 게 아니었습니다.

습진에 좋다는 약은 다 사용해 보았으나 치료되는 것은 잠시뿐 고통의 연속이었습니다. 이러한 상황에서 괴로워할 때 언니 김보애(영화배우)가 영림수에 대하여 진지하게 설명하며 갖고 있던 것을 조금 나누어 주었습니다. 언니 자신이 영림수를 음용하고는 여러 가지 병들이 나았다고 하며 권하기에 영림수에 대한 애착이 생겼습니다.

영림수를 물에 100:1로 희석해서 하루에 석 잔씩 마시며 습진 부위에 영림수 원액을 바르기를 5일 정도 했을 때, 그렇게도 심하던 습진이 차츰 없어지기 시작하더니 30일 정도 되었을 때는 습진이 완전히 없어졌습니다. 거기에다 얼굴의 기미, 검버섯도 없어지고 피부가 매끄러워지며 윤기가 나기 시작했습니다.

참으로 신비하고 영묘한 식품이구나 생각하며 계속 영림수를 마시고 사용하여 저의 몸속에 있는 모든 병들을 개선시키기에 이르렀습니다.

영림수를 추천하여 준 언니에게 늘 감사하는 마음으로 생활하고 있습니다.

끝없는 피로,
계속되는 술자리…

김호선(54세, 영화감독, 서울시 강남구)

저는 영화감독으로서 야간 촬영 및 먼 길 출장이 잦은 터라 육체적으로 피로한 데다가 자주 술자리를 갖다 보니 아침에 잠자리에서 일어날 때마다 몸이 천근만근이었습니다. 또한 술을 먹은 다음 날 아침이면 배와 위가 쿡쿡 쑤시고 쓰려서 몹시 고통스러웠고 얼굴은 초췌해져 있었습니다.

2개월 전, 강남구 대치동에서 영화배우 김보애 선배가 운영하는 '못잊어' 식당에 갔었습니다. 김 선배가 나를 보더니 많이 수척해졌다며 여러 가지 이야기를 나누던 중 영림수에 대한 이야기를 자세하게 해주셨습니다. 당신도 영림수를 먹고는 관절이 낫고 변비증이 없어졌으며 피부도 고와졌다고 자랑하였습니다.

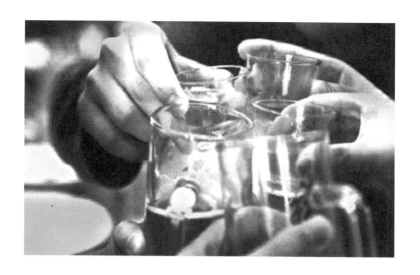

　김 선배의 주선으로 영림수를 구하여 물에 100:1로 희석하여 하루에 석 잔씩 꾸준히 마셨습니다. 영림수를 마신 지 두 달이 된 지금은 술을 먹은 후 배와 위의 아픔이 모두 없어졌고 피부가 눈에 띌 만큼 윤택해졌으며 자주 오던 피로도 사라졌습니다.

　요즘은 아침에 눈을 뜨면 기분이 상쾌하고 몸이 가뿐합니다. 영림수를 지속적으로 음용하여 언제든지 찾아올 수 있는 성인병을 예방하는데 우선할 것과 건강한 몸을 유지시키기로 하였습니다.

왕년의 기력을
회복하고…

옥경자(56세, 전 한국여자프로레슬링 헤비급 챔피언, 서울)

저는 1960년 8월 대한프로레슬링협회 한국 최초의 홍일점으로서 여자 프로레슬링에 입문하게 되었습니다. 그 시절에는 프로레슬링이 남자들의 전유물이었던 터라 여성들에게는 불모지나 다름없었습니다. 특히 양갓집 규수가 노출이 심한 유니폼을 입고 대중 앞에 나선다는 것은 감히 있을 수 없는 일이었지요.

연예계에서는 윤복희 씨가 미니스커트를 유행시켜 항간에는 과다 노출에 대한 찬, 반 여론이 거세었던 시절이었습니다. 그후 1971년 11월 대전 충무체육관에서 한국여자프로레슬링 헤비급 챔피언을 획득하였고, 이 후 20여 년간 선수 생활을 해왔으며 백금녀 언니(코미디언)와 쇼단이나 영화에도 출연하였습니다.

164

선수 시절에는 바쁜 일정과 고된 훈련 덕분에 강인한 체력을 유지할 수 있었으나, 나이를 먹고부터 관절이 심하게 아프고 자고 일어나면 몸이 붓는 등 늘 피곤한 생활의 연장이었습니다.

그러던 중 선배 오빠로부터 영림수를 소개받아 음용하게 되었습니다.

지금은 전에 고통스러웠던 관절도 회복되었으며 몸이 붓는 현상 역시 많이 개선되었습니다. 특기할 만한 사항은 몸의 부기가 빠져 신발 크기가 260mm에서 255mm로 줄어든 것입니다.

또한 저의 남편은 당뇨병이 있어 소변에 거품이 많았고 썩는 악취 때문에 화장실을 환기시키지 않으면 안 될 정도였습니다. 그러나 현재는 혈당치가 정상으로 회복되었고 소변의 색이 맑아지는 등 건강이 회복되어서 영림수의 효력에 대한 신자가 되었습니다.

우리 부부는 영림수에 매료된 지 약 1년이 되었습니다. 우리같이 건강이 안 좋은 분들에게 영림수의 효능에 대해 알려드려서 적극 음용하여 활기찬 생활을 하기를 권하며 이 소견서를 피력하는 바입니다.

우연한 인연으로 되찾은 가족의 건강

나금주(50세, 주부, 교회집사, 경기도 안양시)

저는 40대 후반의 평범한 가정주부입니다. 목초액에 대한 저와 제 가족의 체험을 감사의 말씀과 함께 몇 자 적습니다.

애들 아빠가 우연한 기회에 친구로부터 목초액을 선물 받아 식구 모두가 음용하게 된 것이 계기가 되어 인연을 맺게 되었습니다. 본래 저는 30대 후반부터 저혈압과 빈혈로 늘 침울한 고통 속에 생활하고 있었습니다. 변비, 장딴지 근육통 또한 만만찮게 저를 괴롭히던 병마들입니다.

남편 친구분의 권유에 의해 하루 1cc 정도를 물에 희석하여 3~4회씩 지금껏 계속 음용하였습니다. 원래 약을 좋아하지 않는 성미로 큰 관심은 없었으나 복용 후 일주일, 이주일 지나면서부터는 영림수 특유의 냄새가 싫지 않고 애착이 갔습니다. 그래서 식구 모두가 열심히 음용하였습니다.

음용하고부터는 머리가 맑고 몸도 젊어지는 듯한 기분에 더욱 열심히 먹게 되었고, 약 2개월쯤 지나서부터는 늘 피곤하던 몸이 가뿐해졌습니다. 두통도 거짓말같이 말끔히 없어지고 잠자기 전에 그렇게 쑤시고 아프던 장딴지의 근육통 역시 사라져 버렸으며, 처녀 때부터 고생하던 변비도 없어졌습니다. 몸이 얼마나 개운한지 날아갈 것 같은 기분이었습니다.

음용 3개월 된 지금은 얼굴에 화색이 돌고 화장도 잘 받아 주위에서 여러 사람들이 젊어졌다면서 문의가 빗발칩니다. 우연한 기회에 목초액을 복용하게 되었으나, 저희 식구 모두의 건강에 180도 변화가 왔습니다.

중학교 3학년인 우리 아이와 남편 역시 식욕이 당긴다며 식사를 잘하고 있습니다. 얼굴에 혈색이 돌고 집안에 활기가 넘쳐 침울하던 가정이 되살아난 느낌입니다. 역시 가정의 행복은 가족의 건강에서 비롯되나 봅니다. 또한 일전에 친정어머니께서 저희집을 방문하셨을 때 목초액을 권해 드렸는데, 요즈음은 주위에서 얼굴이 좋아졌다고 인사받기 바쁘시다고 합니다.

뇌출혈을 고친
목초액

김정수(남, 43세, 서울시 은평구)

3년 전 직장에서 점심을 마친 후 바로 힘없이 졸음이 오더니 한쪽으로 약간의 마비 증상이 왔습니다.

몇 개월을 한방 치료에 의존하면서 회복의 기미가 보였으나, 1년이 조금 지나자 머리에 통증이 생기고 혈압이 높아지기 시작했습니다. 그래서 검사를 받아보았더니 뇌출혈이라는 결과가 나왔습니다.

심장이 매우 약해져 항상 불안했으며, 우울증 증세에다가 변비까지 심해져서 고통을 더하였습니다. 나이에 비해 아픈 곳이 많았기에 큰 근심 속에서 병원에도 종종 입원하였습니다. 일주일에 한 번씩 병원에 다니며 음식 조절은 물론 좋다는 약도 많이 먹어보았지만 별다른 효과가 없었습니다.

그 즈음 손아래 동서가 찾아와서 목초액을 권하였습니다. 목초액에 대한 설명을 들으며 목초액이야말로 유일무이한 건강식품이라는 것을 확신할 수 있었습니다.

목초액을 찻숟가락으로 한 숟가락씩 희석하여 하루에 네 번 꾸준히 음용하였더니, 한 달이 지나자 변비 증세가 사라지며 몸이 가벼워졌습니다. 음용한지 넉 달이 된 지금은 피곤함이 없으며, 불안한 마음도 사라졌고 혈압은 신기할 정도로 정상치로 되었습니다.

또한 초등학교 5학년인 딸아이도 심한 여드름 때문에 여러 가지 약을 바르고 먹어 보았지만 별로 효과를 보지 못하던 차에, 목초액을 음용하고 잠자기 전 한 방울씩 바르자, 한 달이 지난 지금은 완전히 치료되었습니다.

목초액을 권해준 동서에게 감사드리며 저와 같은 병으로 고생하시는 분들에게 목초액을 자신 있게 권합니다.

글을 마치며

현대화가 되면서 문명이 발달하게 되었지만, 그 대가로 공해가 발생하고 있다. 눈으로 직접 느끼는 공장지대의 공해뿐만 아니라 의약품, 농약 공해까지 있다.

한국 사람들은 아프면 바로 약을 먹으려 한다. 그러나 약은 부작용이 있다. 그래서 자연에서 얻은 약(생약)에 시선이 주목되고 있는 것이다.

당연한 일이지만 최근처럼 공해식품을 먹고, 부작용이 있는 화학약품을 다용하고, 오염된 환경에서 사는 인간의 건강은 날마다 침식될 뿐이다. 그것이 바로 목초액이 주목되어지는 이유이다.

목초액의 효능에 관해서는 전부터 관심이 있었다. 의사라는 필자의 직업을 생각하면 아이러니일 수도 있지만, 어찌 보면 당연한 것이다. 하지만 자연 상태의 목초액은 독 성분이 많이 있고, 정제된 목초액이라 할지라도 그동안은 타르, 메탄올, 페놀을 완전히 정제하지는 못해서 원액의 상용은 몸에 이롭지 못할 것이라는 선입견이 강하게 작용하여 왔기에 주위 사람들에게 감히 선전(?)하지 못하였다.

그런데 한 가지 기쁜 소식이 들렸다. 한국 사람에 의해 정제된 목초액이 FDA의 독성 실험을 통과하여 자연식품으로 등록된 것이다. 그 후에 필자도 용기를 내어 직접 음용하였고 목초액의 효능에 어느새 빠져들고 말았다.

정제된 목초액은 어찌 보면 만병통치약이라 불릴 수 있는 신비의 약(?)이다. 스트레스가 많은 현대인에게 정말로 행복을 가져다 주는 약(drug of happiness)이라 할 수도 있다.

약이라는 글자 뒤에 '?'를 붙인 것은 이것이 약이 아니기 때문이다. 약이 아니라는 의미에는 두 가지 뜻이 있다. 하나는 한국의 법률(약사법)에 의해 아직 약으로 인정받지 못하였기 때문에 약으로서의 효과를 앞세워 판매하는 것이 금지되고 있다는 것이다.

또 하나는 종래의 모든 약은 독이라는 것이다. 약이라는 것은 대체로 효과는 있으나 전체적으로 인간에게 어느 정도의 악영향을 주는 것이어서 사려 깊은 의사들도 "약은 독이다"라는 생각을 평상시 버리지 않고 있다. 그러나 정제된 목초액은 독이 아니다. 상용을 해도 괜찮을 뿐만 아니라 모든 사람들이 상용해야 한다고 믿고 있다.

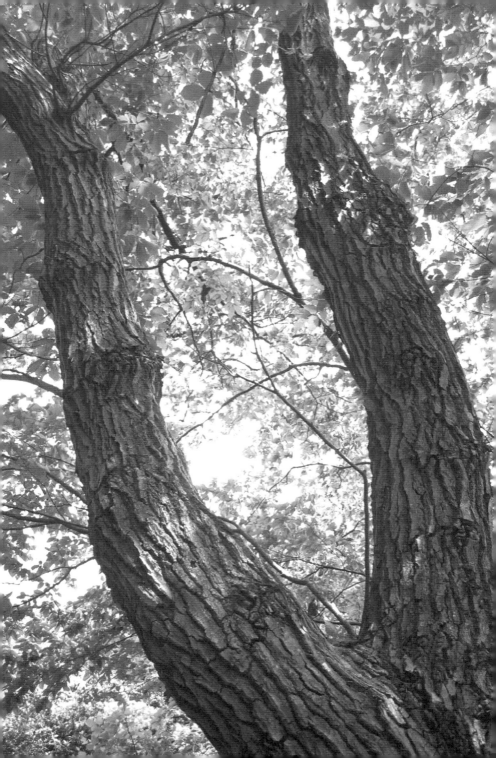

Part
5

부록

1 목초액 농법

01 목초액 농법의 특징

▶ 목초액 농법이란?

숯을 만들 때 나오는 목초액만으로 옆면 시비 및 관주를 하는 신 농법으로, 반드시 필요한 경우에만 농약을 혼용해 살포하고 해당 원소를 시비하는 방법을 말한다.

▶ 목초액의 특징

목초액은 산도(PH)가 2~3인 강산성이다. 그러나 유기산이므로 무기산과는 달리 토양에서 약 1시간 정도로 빠른 시간 안에 약 알칼리성으로 변하면서 노화된 토양 환경을 중화시켜주고 발아 및 성장장애, 염류장애, 토양선충 등 갖가지의 명해에 대해 설균 및 번식을 차단시켜준다.

초기에 사용할 때는 강한 살균작용을 하고 후기에는 미생물의 유효한 양분이 되어준다. 또 물리적 성질이 개선되도록 하며, 투수성이 좋아 유효미생물의 번식을 증가시켜 비옥한 토양이 이루어지도록 한다. 작물에 대한 토양환경을 좋게 하며 특히 염류집적이 심해 시들음이 자주 오는 토양에 500~1,000배로 관주해 주면 피해를 극소화시키도록 물리적 환경을 개선시킨다.

목초액은 침투와 흡수가 강하고, 전착력이 우수하다. 물에 목초액을 희석하면 융합이 잘 되고 어떤 조건에서도 침투와 확산이 용이하다. 그러므로 혼용하는 농약이나 기타 영양성분의 효과까지도 상승시키게 된다. 어떠한 부분에도 잘 전착되어 비료, 농약의 성분을 충분히 발휘하도록 한다. 타 비료, 농약들과 혼용이 잘되고 침투 및 흡수가 좋아 적은 양으로도 좋은 효과를 얻을 수 있다. 효과는 높고 전착력이 좋아 장기간 효과가 지속되므로, 방제살포 회수를 줄일 수 있다.

발근 및 건정생육과 선출의 억제로 병해의 내성을 높여준다. 그리고 목초액은 토양 소독과 토지 개량이 동시에 가능하여 선충 억제와 토양 재생을 동시에 진행할 수 있다. 그야말로 목초액은 최고의 농자재이다.

▶ 목초액 농법 사용 시 주의사항

− 일주일에 한 번 이상 살포하지 않는다.
− 원액을 그대로 사용하거나 기준에 어긋나게 너무 고 농도로
  살포하지 않는다.
− 가급적 빗물이나 기타 이물질이 들어가지 않도록 해야 한다.
− 알칼리성 농약과는 혼용하지 않는다.

02 농사에 이용하는 방법

▶ 토양개량법

목탄이나 활성탄을 사용하면 토양을 쉽게 개량할 수 있으나, 재재 기간 중 아직 고정되지 않은 토양에는 연작 피해가 올 수 있다. 이런 장해를 미리 막기 위하여 목초액 1,500배 정도를 평당 2L쯤 뿌리고 1주일 후에 정식(正植)을 한다. 연작 피해가 심한 곳에는 200배액을 뿌리고 1주일 후에 정식을 한다. 먼저 땅에 물을 흠뻑 적시고 나서 뿌려야 깊이 골고루 스며들어 효과가 높다.

▶ 엽면 시비요령

농도에 따른 특징에 맞게 희석하여 살포한다.
· 50~100배: 강력한 살균력
· 200~300배: 성장 균형, 살균
· 300~500배: 성장 촉진
· 1,000~2,000배: 성장 촉진

03 목초액의 효과

▶ 토지 개량의 효과

숯은 칼리질이라고 하지만 실제로는 석회 성분이 더 많이 들어 있다. 숯 속에는 석회가 43% 함유되어 있고, 알칼리도 5% 들어 있으니 식물이 성장하는 데 필요한 각종 무기물 성분을 모두 가지고 있다고 할 수 있다. 그리고 숯은 흡수력과 저장력이 좋아 유기물이나 화학비료가 지나치게 사용되어지는 것을 막아주고 머금고 있다가 효과적으로 공급해준다.

▶ 유해 산소의 제거 효과

체내의 활성 산소는 독소가 되어 세포의 기능을 떨어뜨리고 각종 질병이나 노화의 원인이 되는데, 목초액은 활성 산소를 제거하거나 조절하는 기능을 하는 SOD효소를 만드는 힘이 매우 강하다.

▶ 미생물의 활성화제가 된다.

목초의 주요 성분은 유기산 성분 약 280가지, 미네랄이나 금속 원소 13가지 등으로 이루어져 있다. 저농도에서는 영양제나 생리활성제로, 고농도에서는 생장 억제제가 되며, 원액은 제초제로 쓸 수 있다.

숯의 표면적과 음이온의 효과가 상승 작용을 하여 목초액은 좋은 미생물의 활력을 왕성하게 해주어 미생물의 균형을 조절하는 역할을 한다.

- 작물과 증상에 따른 목초액 사용법 -

증상 및 작물	해충 및 병명	사용법
개화 불량	저장병	300배 액을 일주일 간격으로 살포
질소 과다증		200배 액을 살포
병해 예방		300배 액을 농약과 함께 살포
가지	회색곰팡이	목초액과 활성탄 섞은 것 300배 액을 살포
가지	온실이	200배 액을 살포
고추		200배 액을 토양 관주
과수원	청고병	200배 액을 살포
국화	입고병	50배 액을 살포
고구마	문고병	200배 액을 키토산과 함께 살포
무	혹선충	300배 액을 농약과 함께 월 2회 살포
멜론	선충	1,500배 액을 관주 및 살포
배추	노균병	200배 액을 일주일 간격으로 살포
벼		300배 액을 토양에 관주
사과	흰가루병	200배 액을 살포
상추	혹선충	1,000배를 관주
양다래	부란병	200배 액을 유산가리와 함께 관주
오이	뿌리혹	200배 액을 뿌리에 관주
침엽수	조류 퇴치	200배 액을 살포
피망	응애	어성초를 섞어 월 2회 관주
토마토	선충	50배 액을 뿌리에 관주
토마토	뿌리썩음병	활성탄과 목초액을 섞어 토양에 사용
딸기	회색곰팡이	목초액과 가루숯을 섞어 사용

② 목초액 만드는 방법

01 집에서 목초액을 만드는 방법

목초액은 제조 과정이 쉽지 않다고 알려져 있고, 인터넷 등으로 이미 상품화되어 판매되고 있는 것을 편하게 구입하여 사용할 수도 있다. 하지만 드럼통 등을 사용하여 집에서도 숯도 굽고 목초액도 채취할 수 있는 방법이 있다. 태우는 재료는 일반 정원이나 포도 덩굴 등 근처에서 구할 수 있는 것을 사용해도 된다.

원목에는 대략 수분이 50% 정도 포함되어 있어 숯으로 굽기 쉽지 않은데, 이것을 20일 정도 건조시켜 수분함유율이 35% 정도가 될 무렵에 사용하면 숯으로 굽기 쉽다. 하지만 4월에서 7월까지의 기간은 수목의 생장기여서 원목에 수분이 많고 탄화하기 어려우므로 피하는 것이 좋다. 밤, 붉나무, 목련 등은 재료로 적당하지 않다. 이 나무들은 가마 안의 온도를 올리는 데 연료가 많이 필요하고 연소 도중 불이 꺼지거나 톡톡 튀기 때문에 탄재로서 적합하지 않다. 이런 나무들은 숯을 구울 때 연료로 사용하는 게 좋다.

대개 드럼통을 이용하면 한 번에 60kg의 재료에서 15kg의 숯과 약 3kg의 목초액을 만들 수 있다.

02 목초액을 만드는 순서

① 마치 아궁이처럼 드럼통의 한쪽을 도려내고, 반대쪽에는 직경 10센치 정도의 연돌을 달 구멍을 뚫는다.
② 지면을 파고 드럼통을 설치하여 그림과 같이 연돌을 달고 재료를 넣는다. 직경 10센치에 길이 1미터의 철판제 연돌 3개를 그림과 같이 드럼통에 꽂고, 그 아래쪽 출구 아래에 목초액을 담는 용기를 설치한다.
③ 나무는 길이 90센치, 직경 5센치 이하 되는 것을 가로로 가마 안에 촘촘히 쟁인다. 굵은 탄재는 사용하기 전에 미리 가늘게 쪼개 건조시켜 두면 좋다.
④ 그림처럼 아궁이를 만들고, 아궁이 주위는 진흙으로 덮어 통을 밀폐한다.
⑤ 아궁이에 연료를 넣어 태운다. 나무는 약 300도로 가열하면 열로 분해 되어 가스가 나온다. 공기 중에서는 이 가스에 불이 붙어 타지만 밀폐된 가마 안에서는 불은 붙지 않고 가스

(연기)만 나온다.

⑥ 이 상태로 끝날 때까지 대략 6~8시간이 소요되고, 열분해가 끝나면 숯이 남는다.

⑦ 처음에는 하얗고 탁한 연기가 나오다가 차츰 투명한 연기로 변하게 된다. 연돌에서 연기가 나오지 않게 되면 가마 입구를 막고 연돌을 제거하며 거기에 흙을 덮어 하루밤 식히고 나서 숯을 끄집어낸다.

⑧ 용기에 고인 목초액을 확인한다.

그림〉 목초액 채취법

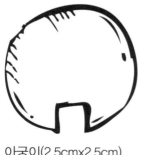

아궁이(2.5cmx2.5cm)

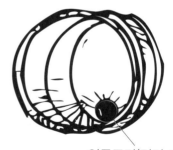

연돌구멍(직경 10cm)

① 드럼통으로 가마를 만든다.

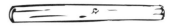

탄재(炭材, 길이 90cm 직경 5cm 이하)

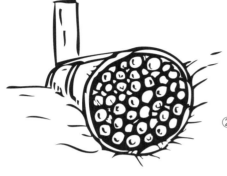

② 탄재(炭材)를 넣는다.

③ 아궁이와 가마를 넣는다.

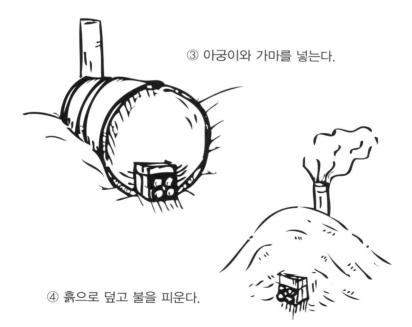

④ 흙으로 덮고 불을 피운다.

183

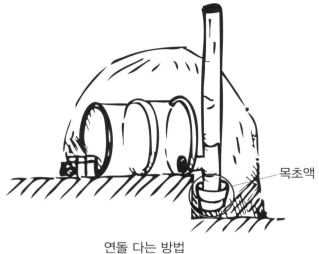

목초액

연돌 다는 방법

03 목초액을 정제하는 방법

① 위의 과정으로 채취한 목초액은 가능한 한 깊은 용기에 넣어 보관한다. 산성이 강하므로, 용기는 내산성의 재질로 만들어진 용기를 사용하는 것이 좋다.

② 대략 한 달이 지나면 용기 안에 보관한 목초액은 그림과 같이 세 개의 층으로 분리되는데, 가능하면 6개월 이상 그대로 둔다.

③ 충분히 분리된 후 가운데 층의 투명한 목초액을 퍼낸다. 상

184

층과 하층이 섞이지 않게 하려면 상층부 15%, 하층부 30%를 남기도록 한다.

④ 포나 면을 사용하여 목초액을 여과한다.

⑤ 퍼낸 목초액에 약 5% 정도의 목탄분을 넣어 보름 정도 두면 탄이 침전하고 목초액은 맑아진다. 타르분 등의 불순물이 숯에 흡착되므로 맑고 안정된 목초액이 만들어지는 것이다.

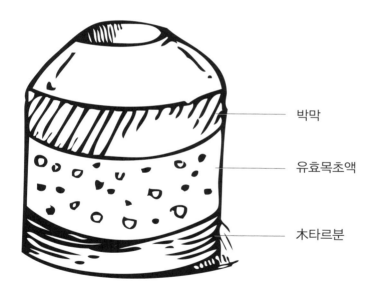

박막

유효목초액

木타르분

그림〉 채취한 목초액의 분리

⑥ 이 과정에서 흑탄분을 사용하면 목초액과 섞여서 검게 된다. 그대로는 분리되지 않으니 원심분리기로 분탄을 분리하여야 한다.

⑦ 농업용으로 사용할 때는 타르분만 분리해도 된다.

⑧ 미량의 타르분은 전착제 작용을 하므로 작물의 잎에 직접 살포하여 사용할 때 전착제를 가하지 않아도 된다.

⑨ 채취한 액을 분리한 상층부의 경질유는 여과하고 희석하면 소취제로서 사용할 수 있으며, 바닥에 깔린 타르분은 집 주위에 살포하여 두면 해충을 없앨 수 있다.

04 쌀겨 목초액 만들기

준비물: 정육면체 모양의 깡통, 일반 연통,
　　　　목초액을 담을 통, 쌀겨

① 우선 사각 깡통의 옆 4면을 V자 모양으로 잘라 밖으로 빼낸다. 마치 처마 모양으로 만든다.

② 깡통의 윗부분에 연통이 들어갈 구멍을 동그랗게 만든다.

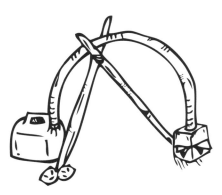

③ 그 구멍에 연통을 끼우고 약 1.5m 높이로 연통을 들어올린 후 막대기 등을 이용하여 연통을 U자 모양으로 휘게 만든다.

④ 연통 반대쪽은 목초액을 담을 통 위에 걸쳐준다.

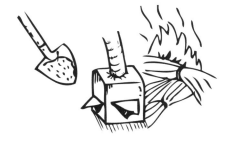

⑤ 쌀겨를 깡통 주위에 올려주고 태운다.

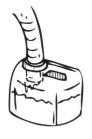

⑥ V자 모양으로 자른 깡통을 통해 연기가 연통으로 올라가고, 목초액이 만들어져 연통을 타고 목초액을 받는 통으로 떨어지게 된다.

③ 50가지 음식 궁합

1. 참외와 땅콩을 동시에 섭취하면 위경련을 일으킬 수 있다.

2. 단 음식은 침의 분비가 많은 식사 직후에 먹는다.

3. 숙취에는 오이 한 개 반을 즙 내 마시면 속이 편해진다.

4. 폐경여성에게는 콩과 함께 자두가 좋은 식품이다.

5. 복숭아 과육은 담배의 니코틴 독을 푼다.

6. 녹차 〉 우롱차 〉 홍차 순으로 항암 효과가 크다.

7. 당뇨병에는 검은콩, 땅콩, 솔잎을 말려 분말로 복용한다.

8. 뿌리채소(감자, 고구마)의 섬유질은 발암물질을 흡착해서 배변시킨다.

9. 버섯류에는 몸의 산화를 막는 산화방지제가 많다.

10. 콩의 비린 맛(식물성 단백질 아이소플라본)은 암세포 증식을 억제한다.

11. 대추와 무화과 요리는 위장을 튼튼하게 한다.

12. 바나나, 파인애플, 망고, 멜론 등 열대과일은 냉장고에 넣지 않는다.

13. 떡갈나무 잎이 냉장고의 냄새를 제거한다.

14. 설사할 때는 신맛 나는 주스나 발포성 음료수(콜라, 사이다 등)는 나쁘다.

15. 뜨거운 술을 즐기면 식도암 발생위험이 증가한다.

16. 튼튼한 심장을 원한다면 담배, 고기, 달걀 노른자, 버터 등은 제한한다.

17. 살 타입에는 맥주가 안 맞는다.

18. 고구마를 즐겨 먹으면 날씬해진다.

19. 하체비만형은 생채소보다 익힌 채소가 좋다.

20. 위장이 약한 사람에게는 땅콩이 별로 좋지 않다.

21. 미역은 쌀밥의 산성식품의 과다섭취를 막는 대표적인 알칼리식품이다.

22. 남은 음식물을 보관할 때 식초 물을 뿌려주면 변질을 늦출 수 있다.

23. 채소나 과일을 식초 물에 30분쯤 담가두면 농약과 중금속이 제거된다.

24. 볶아둔 참깨를 사용 전에 한 번 더 볶으면 맛과 향이 좋아진다.

25. 돼지고기와 겨자는 궁합이 잘 맞는 음식이다.

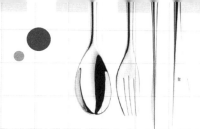

26. 꽁치는 칼로 토막 낸 것보다는 통째로 먹어야 제맛이 난다.

27. 위장이 약해 설사를 자주 할 때는 차조기잎을 끓여 마시면 좋다.

28. 위염, 위궤양에 양배추를 날것으로 보름 정도 먹으면 효과가 있다.

29. 적포도주뿐 아니라 포도 주스는 심장병 예방에 효과가 있다.

30. 육류는 냉장실, 생선, 조개류는 물에 담가 해동을 시킨다.

31. 간염 환자는 평소에 음식물을 잘 익혀서 먹어야 한다.

32. 술은 고환기능저하를 초래해 남성호르몬 수치를 떨어뜨린다.

33. 고사리는 브라켄톡신이라는 발암물질 때문에 반드시 삶아 먹어야 한다.

34. 당근은 잘게 자르거나 으깨면 유익한 성분인 카로틴이 급속히 산화된다.

35. 밤은 속껍질과 과육에 탄닌 성분이 많기 때문에 속까지 굽지 않는 것이 좋다.

36. 인삼은 꿀에 재 놓으면 일종의 독소성분이 발생하므로 좋지 않다.

37. 갈치는 부스럼이나 습진 등 피부염이 있을 땐 먹지 않는 게 좋다.

38. 파래속에 함유된 메틸 메티오닌은 위, 십이지장궤양을 막아 주는 효과가 있다.

39. 톳은 바다 식품 중 알칼리성분이 가장 풍부하지만, 칼로리는 거의 없다.

40. 달걀은 쇠고기보다 더 많은 콜레스테롤을 함유하고 있다.

41. 식후 4~5시간 후에 간식을 먹으면 두뇌 활동에 도움이 된다.

42. 직장인의 1일 간식은 김밥 반줄, 주스 반 컵 정도가 적당하다.

43. 식후에 커피, 녹차, 홍차를 바로 마시면 철분과 칼슘 흡수를 방해한다.

44. 당근, 풋고추, 간, 옥수수, 쌀겨, 미꾸라지는 유방암을 예방한다.

45. 마늘을 구워 매끼 3~5개씩 먹어라, 성인병을 예방하고 정력이 좋아진다.

46. 커피나 콜라 등 카페인이 든 식품은 청소년의 성장을 억제한다.

47. 부추(정구지)를 먹으면 창자가 튼튼해지고 몸이 찬 사람에게 좋다.

48. 양파는 날로 먹는 것보다 살짝 구워 먹는 것이 체내흡수가 빠르다.

49. 올리고당이 많은 콩은 유제품 못지않게 장내에 유익한 균 증식에 효과가 있다.

50. 흰 쌀밥만 먹으면 비타민 B6가 모자라 뇌신경이 퇴화하여 치매가 생기기 쉽다.

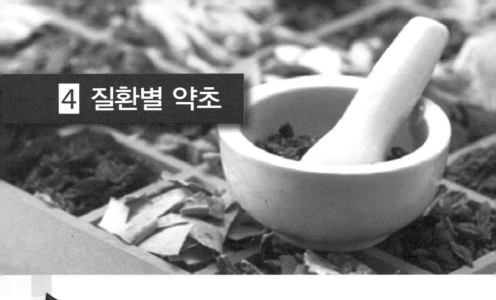

4 질환별 약초

감기 및 기관지, 폐질환

🍃 가래

곰보배추, 도라지, 까마중, 잔대, 질경이, 복령, 천문동, 담쟁이덩
굴, 개미취, 금불초, 곰취, 더덕, 대나물, 마가목, 맥문동, 머위, 참
가시나무, 애기똥풀 등

🍃 갑상선

지치, 까마중, 영지버섯, 비단풀, 민들레뿌리, 벌나무, 산약 등

🍃 기침, 감기

곰보배추, 야관문, 오미자, 도라지, 돌배, 까마중, 질경이, 영지버섯, 뱀딸기, 개똥쑥, 봉삼, 천문동, 비단풀, 잔대, 모과, 뽕잎, 솔잎, 산약, 생강나무, 담쟁이덩굴, 찔레버섯, 구절초, 기름나물, 꿀풀, 개비름, 야생복숭아속씨, 애기똥풀 등

🍃 독감

금은화, 주목 등

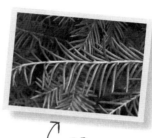

↳ 주목

🍃 기관지, 천식, 해수

곰보배추, 야관문, 도라지, 영지버섯, 돌배, 질경이, 민들레, 어성초, 잔대, 수세미, 비단풀, 진피, 산약, 개똥쑥, 상백피, 능이버섯, 야생복숭아속씨, 곰취, 독말풀, 아카시아나무씨 등

🍃 기관지염

곰보배추, 질경이, 모과, 운지버섯, 삼백초, 뱀딸기, 개똥쑥, 까마중, 독활, 까마중, 도라지, 영지버섯 등

🌿 백일기침(백일해)

야관문, 뱀딸기, 질경이, 돌배, 싸리나무, 작두콩 등

🌿 식도염

야관문, 뱀딸기, 질경이, 돌배, 싸리나무, 작두콩 등

🌿 식도암

부처손, 꾸지뽕나무, 유근피, 까마중, 토복령, 화살나무, 한련초, 말굽버섯, 잔나비걸상버섯, 상황버섯 등

🌿 인두염

금은화, 금전초 등

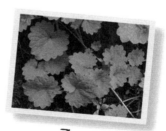

금전초

🌿 임파선암

선학초, 까마중, 인동덩굴 등

🍃 편도선암

곰보배추, 백화사설초, 금은화, 부처손, 마가목 등

🍃 폐결핵

짚신나물, 질경이 등

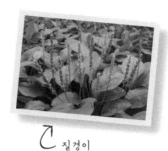
질경이

🍃 폐질환

잔대, 오미자, 돌배, 둥굴레, 천문동, 질경이, 잔나비걸상버섯, 어성초, 쇠비름 등

🍃 폐암

부처손, 비단풀, 꾸지뽕, 개똥쑥, 어성초, 청미래덩굴, 질경이, 백화사설초, 유근피, 도라지, 돌배, 영지버섯, 겨우살이, 삼백초, 지치, 뱀딸기, 천마, 천문동, 운지버섯, 너삼, 율무, 동규자, 주목나무, 차가버섯 등

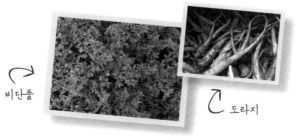
비단풀
도라지

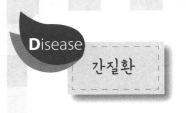

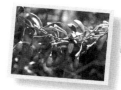
구기자

🍂 간경화

벌나무, 황칠나무, 인진쑥, 민들레, 엄나무, 삽주뿌리, 구기자, 까마중, 천마, 청미래덩굴, 만병초, 다슬기, 어린보릿잎, 돌복숭아나무, 댑싸리, 마타리, 미나리, 생강나무, 노나무 등

🍂 간암

벌나무, 황칠나무, 부처손, 꾸지뽕나무, 까마중, 토복령, 개똥쑥, 운지버섯, 화살나무, 겨우살이, 민들레, 인진쑥, 천마, 도라지, 금전초, 삼백초, 삽주뿌리, 으름덩굴, 광나무, 속새, 주목나무, 꽃송이버섯, 상황버섯 등

🍂 급성간염

벌나무, 민들레, 질경이, 황칠나무, 영지버섯, 조릿대, 운지버섯, 인동덩굴, 만병초, 청미래덩굴, 인진쑥, 봉삼, 생강나무, 이동꽃, 어린보릿잎, 담배풀, 애기똥풀 등

🌿 만성간염

벌나무, 황칠나무, 민들레, 조릿대, 질경이, 토복령, 백화사설초, 인진쑥, 구기자, 오미자, 운지버섯, 덕다리버섯, 영지버섯, 엄나무, 하수오, 만병초, 봉삼, 생강나무, 노나무, 머루덩굴, 참 나물, 돌복숭아씨, 구 룡목, 개머루덩굴, 애기똥풀 등

🌿 복수 찬 데

벌나무, 뱀딸기, 헛개나무, 헛개나무열매, 어성초, 까마중, 겨우살이, 복령, 삽주뿌리, 오가피, 옥수수 수염, 인진쑥 등

🌿 숙취해소

벌나무, 헛개나무, 천마, 칡, 돌배, 녹차, 줄풀, 울금 등

🌿 알콜중독

지치, 벌나무, 갈대뿌리, 토복령 등

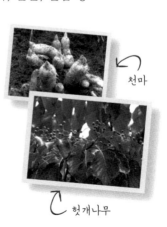

천마

헛개나무

🍃 지방간, 황달

벌나무, 황칠나무, 헛개나무, 질경이, 민들레, 인진쑥, 부처손, 뱀딸기, 개똥쑥, 조릿대, 까마중, 옥수수수염, 인진쑥, 접골목, 금전초, 개머루덩굴, 찔레나무뿌리, 생강나무, 애기똥풀 등

🍃 황달성 간염

부처손, 조릿대, 백화사설초, 황칠나무, 벌나무 등

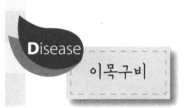

이목구비

🍃 구강염

비단풀, 어성초, 한련초, 죽염, 조릿대, 접골목, 소루장이 등

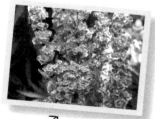

소루장이

🍃 눈

결명자, 구기자, 삽주뿌리, 까마중열매, 산수유, 오미자, 뽕잎, 오
가피, 질경이, 천문동, 감국, 익모초 등

🍃 비염

어성초, 유근피, 비단풀, 산수유, 봉삼, 신이화, 상백피, 살구씨, 작
두콩, 도꼬마리, 산목련, 달개비풀, 수세미 등

🍃 설암

지치, 까마중, 짚신나물 등

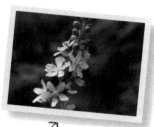

짚신나물

🍃 인후염

비단풀, 민들레, 백화사설초, 곰보배추, 죽염, 접골목 등

🍃 이명

삼지구엽초, 석창포, 천마, 산수유, 조릿대, 오가피나무(열매), 광
나무 등

🍃 중이염

어성초, 곰보배추 등

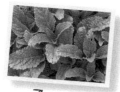

곰보배추

🍃 축농증

어성초, 한련초, 질경이, 작두콩, 도꼬마리 등

🍃 치통

해동피, 곰보배추 등

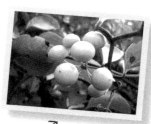

청미래

🍃 코암

부처손, 까마중, 청미래, 뱀딸기 등

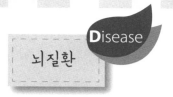

🌱 경풍

지치, 천마, 개똥쑥, 찔레버섯 등

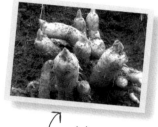

천마

🌱 뇌졸중(중풍)

지치, 천마, 갈대뿌리, 꾸지뽕, 청미래덩굴, 엄나무,삼백초, 민들레, 솔뿌리, 황칠나무, 뽕잎, 독활, 돌배, 개다래, 익모초, 삼지구엽초, 잔나비걸상버섯, 백선, 천남성, 노박덩굴, 강활 등

🌱 두통

천마, 지치, 비단풀, 천궁, 황칠나무, 당귀, 산수유, 삽주뿌리, 삼백초, 질경이, 만병초, 백작약, 생강나무, 담쟁이덩굴, 주목, 싸리나무, 감국, 고본, 구릿대, 도꼬마리, 민족도리풀, 으아리 등

🌱 건망증

삼지구엽초, 천마, 석창포, 하수오, 영지버섯, 복령, 복분자 등

🌢 반신불수

천마, 황칠나무, 오가피, 삼지구엽초, 독활, 담쟁이덩굴 등

🌢 빈혈

지치, 하수오, 당귀, 모과, 감잎, 접골목 등

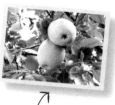

↰ 모과

🌢 불면증

하수오, 영지버섯, 복령, 천마, 연잎, 황칠나무, 두충나무 등

🌢 신경쇠약

천마, 석창포, 하수오, 오미자, 조릿대, 질경이, 황칠나무, 짚신나물, 천문동, 운지버섯, 영지버섯, 모과, 화살나무, 접골목, 연잎, 익모초, 독활, 산수유, 산해박, 깽깽이풀, 삿갓풀, 석잠풀 등

🌢 어지러움증

천마, 두충, 천궁 등

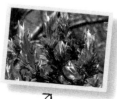

↰ 두충

🌿 정신분열증

석창포, 비단풀, 연잎, 마가목열매, 독활, 부처손, 만병초, 산해박 등

🌿 치매

천마, 상황버섯, 토복령, 연잎, 석창포, 영지버섯, 삼지구엽초, 등

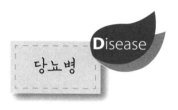

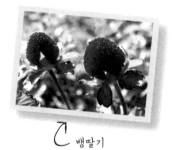

뱀딸기

🌿 당뇨병

꾸지뽕나무, 개똥쑥, 뱀딸기, 천마, 야관문, 조릿대, 민들레뿌리, 돼지감자, 뽕잎, 도라지, 쇠비름, 오갈피, 오미자, 만병초, 겨우살이, 삼 지구엽초, 삽주뿌리, 말굽버섯, 영지버섯, 담쟁이덩굴, 돌배, 비단풀, 복령, 복분자, 칡, 솔잎, 둥굴레, 녹차, 연삼, 독활, 주목, 바다나물, 골등골나물, 닭의장풀 등

🍂 낭습

복분자, 산수유, 황기, 오가피, 참마, 사상자, 보골지 등

🍂 대장암

짚신나물, 꾸지뽕나무, 비단풀, 유근피 등

🍂 대장염

금은화, 비단풀, 쇠비름, 인동덩굴, 민들레, 오이풀,붉나무, 무궁화
뿌리 등

🍂 변비

하수오, 지치, 당귀, 민들레, 돼지감자, 뽕잎, 어성초, 삼백초, 쇠비름, 질경이, 돌배, 한련초, 인진쑥,개똥쑥, 결명자, 산사자, 곶감, 약쑥, 줄풀, 소루장이, 다시마, 함초, 진피, 잣, 욱이인, 현지초, 찔레버섯 등

설사

비단풀, 질경이, 한련초, 삽주뿌리, 복령, 솔잎, 야관문, 모과, 산사자, 소나무속껍질, 쑥, 참가시나무, 노박덩굴, 삼백초, 파고지 등

소변소태

벌나무, 오가피 등

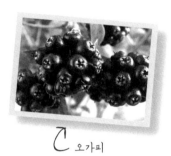
오가피

소변불리

벌나무, 삼지구엽초, 까마중, 산수유, 복령, 황칠나무, 한련초, 곰보배추, 말굽버섯, 두충나무, 으름덩굴, 개구리밥, 고삼, 아카시아나무, 애기똥풀, 싸리나무 등

방광염

질경이, 까마중, 유근피, 복령,옥 수수수염, 산마늘 등

야뇨증

산수유, 황칠나무, 연잎, 옥수수수염 등

🍃 요도염

질경이, 까마중, 유근피, 복령, 옥수수수염 등

🍃 요로결석

까마중, 질경이, 옥수수수염 등

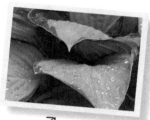
질경이

🍃 이질

질경이, 비단풀, 쇠비름, 갈대뿌리, 줄풀, 마삭줄 등

🍃 장염

비단풀, 질경이, 복령, 갈근, 민들레 등

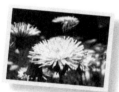
민들레

🍃 전립선

황칠나무, 삼지구엽초, 야관문, 까마중, 질경이,구 기자, 담쟁이덩굴, 돼지감자 등

🔥 전립선염

구지뽕, 까마중, 유근피, 황칠나무, 야관문, 삼지구엽초, 백화사설초 등

🔥 전립선비대증

구지뽕, 까마중, 황칠나무, 유근피, 질경이, 옥수수수염, 돼지감자, 담쟁이덩굴 등

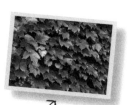

담쟁이덩굴

🔥 정력감퇴

삼지구엽초, 하수오, 오미자, 구기자, 복분자, 야관문, 산수유, 까마중, 삼백초, 개다래, 영지버섯, 연잎, 우슬, 만병초, 한련초, 복령, 오가피, 두충, 둥굴레, 광나무, 새삼, 석곡 등

🔥 직장암

부처손, 꾸지뽕나무, 까마중, 청미래, 비단풀, 유근피, 상황버섯 등

🔥 췌장암

비단풀, 짚신나물, 화살나무, 겨우살이, 꾸지뽕뿌리, 토복령, 으

름덩굴, 갈잎키나무, 영지버섯, 잔나비걸상버섯 등

🌿 치질

부처손, 곰보배추, 영지버섯, 어성초, 까마중, 뱀딸기, 울금, 소루
장이, 예덕나무 등

🌿 혈뇨, 혈변

비단풀, 곰보배추, 질경이, 부처손, 한련초, 황칠나무 등

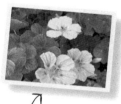

한련초

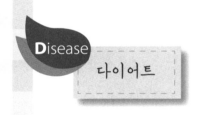

Disease

다이어트

🌿 다이어트

지치, 신선목, 이의인, 갈근, 복령, 으름덩굴, 잣, 천마, 녹차, 함
초, 돼지감자, 뽕잎, 천궁, 연잎, 익모초, 옥수수수염, 홍화씨, 솔
잎, 상백피, 두충, 줄풀, 접골목, 외팥, 창출, 건율, 줄풀 등

206

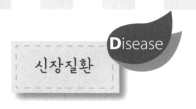

신장질환 **D**isease

🍃 신장

까마중, 질경이, 복분자, 구기자, 오미자, 옥수수수염, 비단풀, 개다래, 복령, 두충, 으름덩굴 등

🍃 신장암

꾸지뽕, 겨우살이, 벌나무 등

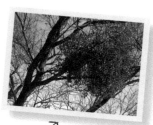

↰ 겨우살이

🍃 신장결석

까마중, 옥수수수염, 금전초, 질경이 등

🍃 신장염, 방광염

까마중, 질경이, 복령, 벌나무, 복분자, 구기자, 오미자, 옥수수수염, 익모초, 접골목, 마삭줄, 호장근, 오이풀, 마디풀, 찔레버섯 등

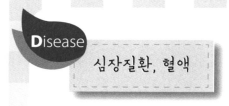

🍃 고혈압, 동맥경화

꾸지뽕, 개똥쑥, 조릿대, 겨우살이, 질경이, 토복령, 돌배, 감잎, 결명자, 두충, 천마, 민들레, 지치, 하수오, 칡, 영지버섯, 산수유, 뽕잎, 솔잎, 만병초, 어성초, 삼백초, 익모초, 홍화씨, 천궁, 주목, 운지버섯, 녹차, 울금, 한삼덩굴, 줄풀, 노박덩굴, 구기자나무, 감국, 꿀풀, 끈끈이주걱, 은행나무 등

🍃 고지혈증

구기자, 삼지구엽초, 줄풀, 뽕잎, 연잎, 하수오, 영지버섯, 갈근, 말굽버섯, 홍화씨, 양파, 천궁, 달맞이꽃 등

🍃 동맥경화

상황버섯, 영지버섯, 운지버섯, 지치, 하수오, 벌나무, 어성초, 삼백초, 질경이, 조릿대, 민들레, 구기자, 줄풀, 감잎, 홍화씨, 솔잎, 뽕잎, 마삭줄, 율무, 천궁, 화살나무 등

💧 심부전증

지치, 황기, 만병초 등

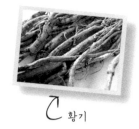

황기

💧 심장병

지치, 천마, 하수오, 상황버섯, 줄풀, 질경이, 민들레, 감잎, 벌나무, 산사열매, 비단풀, 둥굴레, 솔잎, 삼백초, 산약, 영지버섯, 잔나비걸상버섯, 복수초, 은방울꽃 등

💧 저혈압

지치, 만병초, 쇠비름, 천마, 노박덩굴 등

💧 협심증

겨우살이, 영지버섯, 갈근, 익모초, 천궁, 목이버섯 양파 등

💧 혈액순환

겨우살이, 구지뽕, 황칠나무, 홍화씨, 천마, 당귀, 비단풀, 부처손, 홍삼, 곰보배추, 삼지구엽초, 뽕잎, 우슬, 구기자, 산사자, 오미자, 하수오, 갈근, 개다래, 어성초, 복분자, 인진쑥, 마늘 등

209

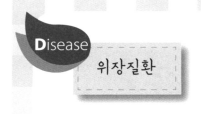

위장질환

🍃 위염

삽주뿌리, 유근피, 민들레, 조릿대, 질경이, 인진쑥,비단풀, 줄풀, 뱀딸기, 상황버섯, 영지버섯, 엄나무, 인진쑥, 매실 등

🍃 소화불량

삽주, 돌배, 민들레, 토복령, 개똥쑥, 벌나무, 영지버섯, 갈근, 석창포, 지치, 매실, 산사자, 곰보배추, 옥수수수염, 곶감 등

🍃 위궤양

삽주뿌리, 유근피, 민들레, 조릿대, 질경이, 돌배, 금은화, 줄풀, 돌배, 줄풀, 운지버섯, 땅두릅, 엄나무, 애기똥풀 등

🍃 위장병

유근피, 삽주뿌리, 비단풀, 질경이, 민들레, 민들레뿌리, 모과, 둥굴레, 말굽버섯, 상황버섯 등

🍃 위암

부처손, 꾸지뽕나무, 까마중, 토복령, 유근피, 지치, 비단풀, 겨우살이, 화살나무, 질경이, 민들레, 개똥쑥, 삼백초, 뱀딸기, 말굽버섯, 상황버섯, 잔나비걸상버섯, 독활, 애기똥풀 등

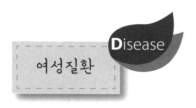

여성질환 **D**isease

뽕잎

🍃 갱년기

칡, 꾸지뽕, 질경이, 황칠나무, 홍삼, 뽕잎,
민들레, 당귀, 도라지, 연잎, 백하수오, 달맞이씨 등

🍃 냉대하

익모초, 지치, 쇠비름, 부처손, 곰보배추, 겨우살이, 까마중, 삼백초, 연잎, 원추리 등

🌿 냉증

지치, 당귀, 꾸지뽕나무, 곰보배추, 개다래, 한련초,부처손, 석창
포, 쑥, 생강나무, 노박덩굴, 냉초 등

🌿 모유 부족

당귀, 천궁, 민들레, 비단풀, 겨우살이, 줄풀 등

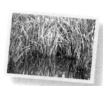

⤴ 줄풀

🌿 부인병

지치, 꾸지뽕, 질경이, 익모초, 민들레, 복령, 두충, 까마중, 작약,
담쟁이덩굴 등

🌿 불임증

부처손, 당귀, 복분자, 익모초,
만병초, 냉초, 야관문,삼지구엽초 등

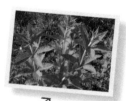

⤴ 냉초

🌿 산후복통

질경이, 홍화씨, 익모초, 산사자, 우슬, 천궁, 화살나무 등

🌿 생리불순

지치, 황칠나무, 부처손, 당귀, 천궁, 삼지구엽초, 겨우살이, 익모
초, 곰보배추, 산수유, 우슬, 상황버섯,홍화씨, 삼백초, 한련초, 만
병초, 산해박, 쑥,구 절초,원추리, 노박덩굴, 벽오동나무 등

🌿 생리통

겨우살이, 부처손, 뱀딸기, 곰보배추,
산사열매, 한련초, 벌나무, 만병초, 등

🌿 요실금

산수유, 우슬, 황칠나무 등

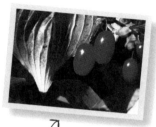

산수유

🌿 우울증

천마, 모과, 석류, 황칠나무, 화살나무, 엄나무, 천궁,조릿대, 골
풀, 산해박 등

유방암

꾸지뽕나무, 민들레, 개똥쑥, 까마중, 부처손, 상황버섯, 운지버섯, 천문동, 주목나무 등

자궁출혈

부처손, 비단풀, 익모초, 상황버섯등

자궁염

곰보배추, 연잎, 한련초, 어성초, 삼백초, 익모초, 화살나무, 등

자궁암

부처손, 꾸지뽕나무, 까마중, 토봉령, 짚신나물, 유근피, 지치, 뱀딸기, 한련초, 말굽버섯, 상황버섯 등

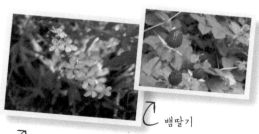

뱀딸기

짚신나물

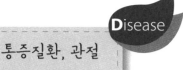
🍃 골다공증, 골절

홍화씨, 뽕잎, 접골목, 칡, 황칠나무, 감태나무, 민들레 등

🍃 근육통

엄나무, 겨우살이, 감태나무, 금은화, 독활, 담쟁이덩굴, 모과, 생강나무, 광나무 등

🍃 관절염

줄풀, 겨우살이, 황칠나무, 천마, 엄나무, 삼지구엽초, 우슬, 홍아씨, 오미자, 독활, 토복령, 만병초, 질경이, 두충, 산수유, 오가피, 쇠비름, 담쟁이덩굴, 개다래,마삭줄, 동송근, 까마중, 영지버섯, 운지버섯, 접골목, 골담초, 모과, 줄풀, 등

🍃 신경통

천마, 황칠나무, 엄나무, 독활, 두충, 만병초, 모과, 익모초, 어

215

성초, 담쟁이덩굴, 마삭줄, 동송근, 접골목, 골담초, 등

🌱 손발 찬 데

익모초, 부처손, 개다래, 삼지구엽초, 삽주뿌리, 당귀, 천궁, 작약, 대추, 생강, 죽염, 밭마늘, 생지황, 양파, 생강나무, 감태나무, 냉초, 금강초 등

🌱 오십견

꾸지뽕, 엄나무, 두충, 수세미 등

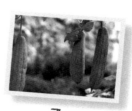

↰ 수세미

🌱 요통

두충, 해동피, 우슬, 오가피, 모과, 산수유, 홍화씨, 질경이, 둥굴레, 개다래 등

🌱 통풍

개다래열매, 까마중, 옥수수수염, 뽕잎, 접골목, 금전초, 잔나비걸상버섯 등

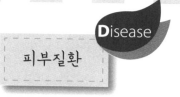

피부질환

🍃 가려움증

만병초, 까마중, 잔대, 석창포, 접골목,
독활, 유근피, 작두콩, 싸리나무 등

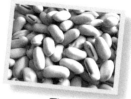

↰ 작두콩

🍃 기미, 주근깨

복령, 돌복숭아 씨, 접골목, 싸리나무, 복숭아꽃 등

🍃 대상포진

비단풀, 뱀딸기, 산해박 등

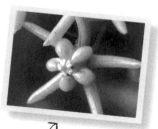

↰ 산해박

🍃 무좀, 습진, 건선

지치, 금은화, 만병초, 까마중, 곰보배추, 짚신나물, 뱀딸기, 삼백
초, 황칠나무, 익모초, 둥굴레, 싸리나무, 접골목, 소루장이, 바위
치, 석송 등

🍃 백납

지치, 만병초, 천마, 개다래,소 루쟁이 등

🍃 아토피

어성초, 삼백초, 쇠비름 등

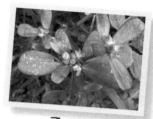

↙ 쇠비름

🍃 종기

꾸지뽕나무, 까마중, 익모초, 쇠비름, 백화사설초 등

🍃 화상

뱀딸기, 황칠나무, 오이풀, 줄풀 등

🍃 흰머리(대머리)

하수오, 한련초, 솔잎, 오디, 천문동, 연잎, 광나무 등

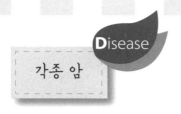

각종 암

꾸지뽕, 부처손, 개똥쑥, 겨우살이, 까마중, 유근피, 토복령, 비단
풀, 뱀딸기, 쇠비름, 천문동, 천마, 조릿대, 지치, 질경이, 어성초,
금은화, 울금, 석창포, 삽주뿌리, 삼백초, 줄풀, 화살나무, 담쟁이
덩굴, 민들레, 상황버섯, 말굽버섯, 영지버섯, 운지버섯, 찔레버섯,
능이버섯 등

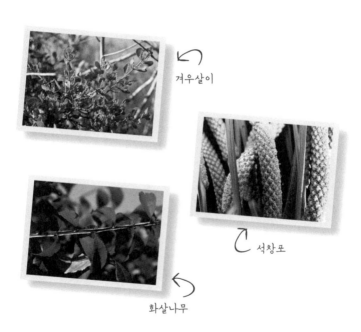

겨우살이

석창포

화살나무

100세 시대
기적의 식품
목초액

초판 1쇄 발행 | 2015. 01. 15.

지은이 | 최영인
발행처 | 하늘구름

편집 | Metal
디자인 | 쪽파브레가스

등록번호 | 제2014-000261호
등록일자 | 2014년 09월 29일

ISBN 979-11-86131-13-8 03510